JN119101

フローチャート
産業医
漢方薬

主治医の邪魔はしません

監修 | 中村　純
産業医科大学 名誉教授
一般社団法人日本うつ病センター・JDC産業メンタルヘルスセンター 所長
不知火クリニック 院長

著 | 新見正則
労働衛生コンサルタント
オックスフォード大学 医学博士
| 三上　修
アッヴィ合同会社 統括産業医
DMC新宿クリニック 院長

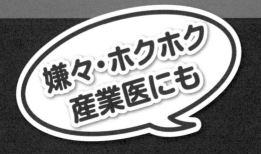

嫌々・ホクホク
産業医にも

株式会社 新興医学出版社

Flow Chart for Prescription of Kampo Medicine for Occupational and Enviromental Health

Editorial Superviser
Jun Nakamura, MD, PhD

Masanori Niimi, MD, DPhil, FASC,
Osamu Mikami, MD, PhD

© First edition, 2023 published by
SHINKOH IGAKU SHUPPAN CO. LTD., TOKYO.
Printed & bound in Japan

執筆者一覧

監　修

中村　　純　産業医科大学名誉教授，一般社団法人日本う
　　　　　　つ病センター・JDC 産業メンタルヘルスセン
　　　　　　ター所長，不知火クリニック院長

著　者

新見　正則　労働衛生コンサルタント，オックスフォード
　　　　　　大学医学博士，新見正則医院院長
三上　　修　アッヴィ合同会社統括産業医，DMC 新宿ク
　　　　　　リニック院長

コラム特別寄稿

神田橋宏治　労働衛生コンサルタント，日本産業衛生学会
　　　　　　産業衛生専門医，合同会社 DB-SeeD 代表
中山今日子　薬剤師，漢方.jp 編集長，漢方薬・生薬認定薬
　　　　　　剤師，日本ファイア研究会学術担当理事

監修の言葉

　労働安全衛生法が改正されて，2015 年 12 月に所謂ストレスチェック制度がすべての企業に導入され，2019 年 4 月より働き方改革関連法が大企業から適用されるようになりました．

　働き方は多様化し，非正規労働者も多く，多くの高齢者が働くようになりました．また，妊娠女性も出産直前まで働く人が多くなりました．さらに，新型コロナウイルス感染症では職場における感染対策が必要となり，リモートワークなど働き方にも変化をもたらしました．そして，改めて産業医を含めた産業保健スタッフの役割や権限が，企業内で非常に重要になっています．産業保健スタッフは労働者の生活習慣病やメンタルヘルス不調などに対する予防，健康管理，再発予防，復職支援などの役割を担い，いわば総合診療医のような役割が期待されています．

　ところで，近年増えている労働者のメンタルヘルスの不調への対策は，企業にとって喫緊の経営課題の 1 つです．労働者が健康に働ける環境を整えることは，労働生産性という企業の原点を守ることです．労働者がメンタルヘルスに不調をきたすことを予防し，または早期発見によって適切な治療へつなげることが，現代の産業医学における使命となっています．かかりつけ医との線引きが明確になり，診療行為にはかかわらない産業医も少なくないですが，発症を自覚した労働者が受診する前の段階の，予防や早期発見には産業医の力が必要なのです．そのためには，かかりつけ医，専門医や企業側の人事，総務部門との連携も必要です．

　職場においては，職位や年齢，職場環境の違い等でさまざ

まな疾病が発症します．現場を考慮すると西洋医学の補完としての漢方薬の役割はますます重要になってきています．多くの臨床医は，西洋医学に基づいた治療薬を処方していますが，それらが認知機能や運動機能などに影響を与え，働きながら薬を服用することが困難なことも多く，代替としての漢方薬は必要と思われます．このタイミングで発刊される『フローチャート産業医漢方薬』の著者である新見正則先生と三上修先生は共に西洋医学を極め，産業医学にも理解がある先生ですので，本書は，明日からの産業医活動に役立つと思います．

2023 年 8 月

産業医科大学名誉教授
一般社団法人日本うつ病センター・JDC 産業メンタルヘルス
センター所長
不知火クリニック院長
中村　純

はじめに

　産業医は特殊です．診療を行わないので初期臨床研修を受けていなくても医師免許があれば，産業医となることができます．診療とは，診断や処方そして手術などの医療行為です．産業医は診断や治療を行わないので，国が初期臨床研修を不要としているのです．一方で，産業医学に精通している必要があります．そして産業医の仕事の基本は，疾病の予防や重症化の防止への配慮です．そんな特殊な存在である産業医学領域にも漢方薬が有効であることを，労働衛生コンサルタントの僕は体感しています．そこで今回，産業医として長く勤めてきた三上修先生と一緒に『フローチャート産業医漢方薬』を書くことにしました．

　臨床研修を行っていない産業医であれば処方はできませんから，労働者に漢方薬の内服を勧めたいと思った時は，薬局で販売されている漢方薬を勧めるか，診療所や病院で保険適用の漢方薬を用意してもらうことになります．最近は遠隔診療で保険適用漢方薬を出してくれるクリニックも増えましたので，それらを活用すれば漢方薬を手にするために，労働者がわざわざ休みを取得する手間も省けます．そして多くの産業医は初期臨床研修を済ませているでしょうから，自分のクリニックや病院で漢方薬を処方することもできます．また事業所内に診療所があれば，そこで処方することも可能です．

　漢方薬は西洋医学が発達する前から存在し，現在保険適用となっている 148 種類の漢方薬のうち，約半数は『傷寒論』という中医学の古典に記載があります．なんとこの古典，約1800 年前には存在していました．ですから，たとえ西洋医学

的な診療経験がゼロでも，漢方薬を選ぶことができるのです．医学部で学んだ6年間の知識さえあれば，漢方薬の処方選択には十分なのです．もちろん，西洋医学的知識と経験があれば，新しい基準からの漢方薬選択により有益であることは事実です．

　産業医の世界には，初期臨床研修を受けていない産業医から，労働衛生コンサルタントや日本産業衛生学会の専門医資格を持つ産業医まで，臨床経験や専門領域がさまざまに異なるいろいろな医師が存在しています．そんなあらゆる産業医が雇用主である会社の労働者のために，漢方薬を自信をもって勧められるようになる．本書はそのための1冊です．

　産業医は主治医ではありません．主治医とは別の立場で会社の財産である労働者を応援する仕事です．労働者の健康を守ることが仕事です．多くの主治医は西洋医学的立ち位置で加療を行います．今回お勧めする漢方薬は西洋医学の邪魔をしないので，主治医の治療に干渉することなく内服を勧めることが可能です．また，漢方薬で簡単に治ってしまう症状や訴えも多数あります．

　漢方薬は，保険適用の医療用も薬局で処方箋なく購入できるOTCも，メーカーが同じであれば同じ製造ラインで作られたものです．ですから箱や容量が異なるだけで品質は同一です．薬局での漢方薬購入を勧めることにもなんら問題はありません．

　産業医の先生方が，この書籍を手にすることで，漢方薬が労働者の健康管理に役立つことを願っています．

2023年8月

新見　正則

本書の使い方

　本書は漢方の知識がまったくない方でも読みこなせるように作っています．医学部では漢方の授業がほぼ必須となっていますが，じつは授業に参加していない人，もう忘れてしまったという人も少なくないでしょう．医師国家試験にも，まれに漢方の副作用が出題される以外，まずもって漢方は登場しないので，漢方の知識がまったくなくても試験に合格でき，医師免許を取得することができます．

　こうした漢方の知識がまったくない方やほぼない方は，本書フローチャートの下段にある「🫦【漢方ビギナー】」のメモをざっと読んでください．そして，次にフローチャート部分を熟読するか，労働者に相談された時に，フローチャートを利用して適切と思われる漢方薬を勧めてください．漢方薬には 1,000 例を超える大規模臨床試験を勝ち抜いたものはほぼありません．サイエンスがなく，経験知がすべてなのです．

　産業医は診療（診断と治療）に従事しない建前です．漢方薬は西洋医学が発展する前の知恵なので，西洋医学的診断をせずとも，処方選択が可能です．ですから主治医の邪魔をすることなく処方できます．漢方薬が西洋薬の邪魔をすることはありませんし，西洋薬から邪魔をされることもありません．安心して漢方薬を勧めてください．そして，たくさん漢方薬を勧めてその効果を知ると，打率が上がります．

　副作用については本書 p21「漢方薬の副作用」を一読してください．とはいえ，漢方薬は薬局でも医療用とほぼ同じものを OTC の第 2 類医薬品として購入できます．厚生労働省もほぼ安全と認めているものです．

88002-896　JCOPY

事業所内の診療所で処方できる先生や，ご自分のクリニック等で処方可能な先生は，本フローチャートシリーズからご自身の専門領域を探してご活用ください．本書を漢方の入門書にして，最短で漢方薬を使いこなせるようになってください．僕が4半世紀かかった道のりを1年でおおよそマスターできますよ．

　かつての産業医は，工場内のライン業務や建築現場の作業環境管理を改善する立場でしたが，近ごろはオフィス勤務者を主体に健康管理を行う立場になっています．急増するメンタル疾患に対応するには『フローチャートメンタル漢方薬』をぜひご参照ください．

　労働者に薬局での漢方薬購入を希望されたら，『フローチャート薬局漢方薬』をご覧ください．医療用漢方薬とOTCの漢方薬には，名前が異なっているものも多数あります．販売現場のことも知っておいてください．

　漢方の遠隔診療も新型コロナウイルス感染症の影響で一気に普及しました．昔ながらの漢方診療が処方選択には必須という立場だった先生も豹変しました．遠隔診療であれば，就労時間内にも診察を受けられますから，ぜひとも利用を勧めましょう．

　そして，みなさんもぜひご自身やご家族で漢方薬を使用してください．漢方薬は病気となる前（未病）にも使えるものですから，健康維持には本当に重宝しますよ．

　産業医の先生方，漢方の世界にようこそ！

新見　正則

目　次

モダン・カンポウの基本　新見正則

フローチャート産業医　新見正則・三上　修

職場を守る基本処方

88002-896　JCOPY

※本書で記載されているエキス製剤の番号は株式会社ツ
　ムラの製品番号に準じています．番号や用法・用量は，
　販売会社により異なる場合がございますので，必ずご確
　認ください．
※本書は基本的に保険適用の漢方薬を記載しています．
※本書では，「労働者，従業員，社員，働く人」をほぼ同じ
　意味合いで使用しています．なお労働基準法では，「『労
　働者』とは，職業の種類を問わず，事業に使用される者
　で，賃金を支払われる者をいう」と定義されています．

88002-896　JCOPY

　産業医はあえて医療行為は行わず，労働衛生安全法に基づいて勤務します．医療行為をしなければ契約時間外に働くことは少ないので，診療を行う医師と比較して，自由になる時間を途方もない程もてるでしょう．ですからワークライフバランスを大切にする医師にはとても向いている職種です．家事や育児に重きを置いている時に，産業医を行うのもいいでしょう．

　また，起業したい，あるいはすでに起業している医師が，産業医をしながら経営の知識を深め，起業資金を稼ぐのもいいと思っています．専属産業医の場合は副業可能かどうかを確かめましょう．嘱託産業医であれば，社長業との兼務ももちろん問題ありません．

　近頃，ワークライフバランスはとても大切な言葉です．僕も 50 歳までは残業代を計上することもなく，365 日 24 時間緊急手術に備える生活と，実際に多数の緊急手術を行う生活でした．ワークだけの日常で，人助けという慈善事業を御旗に懸命に働いていました．

　50 歳を過ぎてそうした激務からは解放され，臨床医×免役学者×漢方医という立場で好きなことをやっています．産業医も好きなことの 1 つです．

　日常に余白があると，新しいことを思いつきます．創造性が増すのです．複数のことをやっていても，助けてくれる人がいれば，余白のある日常を送ることができます．今の僕の人生はワークとライフが融合している感じです．そんな余白の時間があるので，書籍もたくさん執筆することができます．　　　　　（新見）

監修者は，労働者の健康管理・職業病・メンタルヘルス等に対応できる医師の育成に，長年力を注いできました．ここでは漢方薬が役立つ場面や，これから漢方薬を使う産業医の先生へのメッセージを記します．

労働者が一番多く罹患するのは，やっぱり風邪！

産業医は労働者の健康を護るという目的のため，再発予防を含めた疾病予防を啓発する必要があります．労働者が最も罹患しがちな疾患は，インフルエンザなどを含む感冒です．咳やくしゃみ，風邪症状を感じたら，葛根湯❶，風邪が治っても黄砂や PM2.5 など空気が悪い環境のなかで，咳だけが残っている場合は麦門冬湯㉙を服用すると早期に症状が消退します．

ホワイトカラーは運動不足

労働者，特にホワイトカラーの人たちは運動不足です．うつ病の人には睡眠−覚醒リズムを整え，運動することを勧めています．年齢と共に腸の蠕動運動が少なくなって，便秘を訴える人が増えます．そのような人には大建中湯⑩で対応しましょう．麻子仁丸⑫，大黄甘草湯㉞も頓用で用いることがあります．

労働者は抗うつ薬や睡眠薬は飲みたくない

抗うつ薬や睡眠薬を服用することに抵抗する人は多く，病気そのものに対する偏見と同様な感覚が西洋薬に対してあるように思います．感染症の後遺症等のなかには，うつ病との鑑別が困難な症状もあります．仕

事に対する気力がわかない，疲れがとれない，と訴える特に中高年の労働者に，補中益気湯❹，当帰芍薬散❷や八味地黄丸❼などは効果があります．

生活習慣病予防と産業医に必要な目線

　生活習慣病の予防は，産業医の重要な役割です．毎日の適度な運動や睡眠に対する指導が仕事を継続する上で重要です．肥満傾向の人には防風通聖散㊷が効果的とされています．漢方薬の場合は，ある程度長期間服用しないと効果は望めませんが，一方，漢方薬には副作用がないと考えて長期間服用している人もいます．漢方薬も副作用を起こすことがありますから，定期的な肝機能や腎機能，血中ナトリウム，カリウムなどの検査が必要です．

漢方薬を初めて使う先生へ

　これまで処方したことがない薬剤を初めて使用する場合は，作用機序が明確な西洋薬でも，漢方薬でも，同じように処方への不安があると思います．そこで漢方薬の場合なら，ある特定の症状に対して効果が明確とされた薬剤を数10例処方してみて，医師がその効果を実感した経験を活かすことが重要です．たとえば，興奮には抑肝散㊹，ゴルフの最中に足がつる，こむら返り，夜中に足がつる人に芍薬甘草湯㊸を処方して，その効果をみながら少しずつ漢方薬の経験を増やし，薬剤のレパートリーを増やしていくのが，漢方薬処方に対する抵抗を減らすと思います．　　　（中村）

コラム　薬局（OTC）で買える漢方薬

　産業医面談で漢方薬を紹介されたと主治医にお話したら，普段漢方薬は処方していない先生で，ちょっと怪訝な顔をされたというご相談を，薬局で受けたことがあります．紹介されたのは加味帰脾湯❶❸❼で，粉は苦手とのことだったので，錠剤の一般用漢方薬をお勧めしたところ，前よりぐっすり眠れるようになったと喜ばれました．

　産業医の先生は処方ができないので，お薬を飲んでもらえたらいいのになぁと思った時には悩まれるかもしれません．実は，漢方薬は労働者の方がご自身でドラッグストアや薬局，ネット通販でも購入できます．クリニック受診ではそちらの先生から別の漢方薬を処方されたり，ご相談の方のように怪訝な顔をされたりすることで，混乱してしまうことがあります．

　労働者の方はご相談した産業医の先生を信頼し，その漢方薬を飲んでみたいと思っています．多くの漢方薬は処方箋がなくてもドラッグストアなどで購入できますし，メーカーが同じであれば医療用も一般用も中身は同じで剤形も豊富です．1回の服用量が医療用と同じか少なめかの違いがあるだけです．処方名のメモを持って，医療用と一般用の漢方薬の両方を扱っている薬剤師さんのところに相談を，とお伝えください．

　一般用には医療用にない処方や剤形があり重宝することがあります．『フローチャート薬局漢方薬』に詳しく説明しました．この本を片手に，先生方も一度，ドラッグストアや薬局の漢方薬コーナーを覗いてみてください．

（中山）

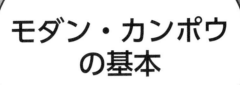

モダン・カンポウ
の基本

新見正則

西洋医のためのモダン・カンポウ

　漢方薬が効果を発揮するには，まず西洋医が漢方を使用することが必要です．腹部や脈，舌などの漢方の古典的診察によるヒントを用いなくても，役に立てば漢方薬を使用すればよいのです．そして漢方薬は保険適用となっています．

　疑う前にまず使ってみましょう．そんな立ち位置がモダン・カンポウです．漢方薬は食事の延長と思って使用して構いません．しかし，確かに漢方には薬効があります．つまりまれに副作用も生じます．何かあれば中止しましょう．それだけの注意を払って，患者さんに使用してください．

西洋医学の補完医療の漢方（モダン・カンポウ）

- ● 西洋医が処方する
- ● エキス剤しか使用しない
- ● 西洋医学で治らないものがメインターゲット
- ● 効かない時は順次処方を変更すればよい
- ● 現代医学的な視点からの理解を
- ● 古典を最初から読む必要はない
- ● 漢方診療（腹診や舌診）はしたほうがよいが必須ではない
- ● 明日からでも処方可能

大塚敬節先生は上記のような処方方法を「漢方薬治療」と呼んでいました．　　　　　　　　　　　（「大塚敬節著作集」より）

モダン・カンポウこれまでのシリーズはこちらから→

88002-896　JCOPY

漢方薬の副作用

何か起これば中止ですよ

保険適用漢方エキス剤を１包内服しただけで死亡した事例はありません．また，保険適用漢方エキス剤で流産・早産した報告も皆無です．漢方薬は OTC でも売られており，医師の処方箋がなくても薬剤師の先生や登録販売者の判断で投与できる薬剤です．つまり一番安全な部類の薬剤なのです．しかし，薬効がある以上，まれに副作用も出現します．そんな副作用は徐々に，ボツボツ起こるので，「なにか起これば中止ですよ」と言い添えればまったく心配ありません．

しかし，理解力に欠ける高齢者では要注意です．「なにか起これば中止ですよ」の意味がわからないことがあるからです．そんな時は，２週間に１度の診察を行うことで安全に処方できると考えています．

麻黄剤

麻黄からエフェドリンが長井長義博士により単離されました．麻黄を含む漢方薬（麻黄剤）を漫然と長期投与すると血圧が上昇することがあります．注意して使用しましょう．麻黄剤を長期投与する時は血圧計を購入してもらって，そして血圧が上がるようなら再受診や電話相談をするように指示します．それを嫌がる患者さんには２週間ごとの受診を勧めれば問題ありません．

「麻」の字が含まれる漢方薬，麻黄湯㉗，麻杏甘石湯(55)，麻杏薏甘湯(78)，麻黄附子細辛湯(127)，に麻黄が含まれていることは簡単に理解できます．問題は「麻」の字が含まれないが麻黄

を含む漢方薬です. 葛根湯❶, 葛根湯加川芎辛夷❷, 小青竜湯⓳, 越婢加朮湯㉘, 薏苡仁湯㊾, 防風通聖散㉒, 五積散㊿, 神秘湯㊱, 五虎湯㊕などです. ちなみに升麻葛根湯⓫の「麻」は升麻, 麻子仁丸⓰の「麻」は麻子仁のことで麻黄とは無関係です.

甘草含有漢方薬（医療用漢方製剤の禁忌項目）

> ①アルドステロン症の患者
>
> ②ミオパチーのある患者
>
> ③低カリウム血症のある患者
>
> 〔これらの疾患及び症状が悪化するおそれがある〕
>
> | | |
> |---|---|
> | 半夏瀉心湯⓯ | 小青竜湯⓳ |
> | 人参湯㉜ | 五淋散㊶ |
> | 炙甘草湯㊽ | 芍薬甘草湯㊽ |
> | 甘麦大棗湯㋒ | 芎帰膠艾湯㋟ |
> | 桂枝人参湯㋢ | 黄連湯⓬ |
> | 排膿散及湯⓬ | 桔梗湯⓭ |
>
> （1日量として甘草を2.5g以上含有する品目）

甘草はグリチルリチンを含みます. 長期投与すると偽アルドステロン症を発症することがあります. 血圧が上昇し, 血清カリウムが下がり, そして下肢がむくみます. 甘草が1日量で2.5gを超えると薬剤師の先生から, 甘草の量を把握したうえで処方しているかの確認の電話をもらうことがあります.

しかし, 他院で芍薬甘草湯㊽を1日3回数年間処方されてもまったく問題ない患者さんが何人もいました. 芍薬甘草湯㊽は構成生薬が2種類で漫然と投与すると耐性を生じ, また偽アルドステロン症の危険もあります. 漢方を理解して処方していれば起こらないことですが, 現実的に残念ながら起

88002-896

表1　甘草2.5g以上含む漢方薬

6 g	芍薬甘草湯 ⑱
5 g	甘麦大棗湯 ㉒
3 g	小青竜湯 ⑲，人参湯 ㉜，五淋散 ㊽，炙甘草湯 ㉖， 芎帰膠艾湯 ㊆，桂枝人参湯 ㊼，黄連湯 ⑫⓪， 排膿散及湯 ⑫②，桔梗湯 ⑬⑧
2.5 g	半夏瀉心湯 ⑭

こっていることです．甘草含有量が多い漢方薬は**表1**のとおりです．

　一方で甘草は128内服薬中94処方に含まれています．すると漢方薬の併用で甘草は重複投与となり，甘草の量が2.5gを超えることは多々あります（**表2**）．注意すればまったく問題ないことですが，漫然とした長期投与は要注意です．

　利尿剤を内服しているとカリウムが4以下となり不整脈を気遣う医師では，甘草含有漢方薬の投与を躊躇することがあります．そんな時は甘草を含まない漢方薬を知っていることが大切です．甘草を含まない漢方薬でも結構対応可能です．

　煎じ薬では「去甘草」（甘草を除く）とすればよいのですが，構成生薬が固定されている漢方エキス剤では特定の生薬を抜くことはできません．甘草を投与したくないけれど漢方薬を与えたい時は**表3**のなかから漢方薬を選ぶことになります．これらの甘草を含まない漢方薬でもいろいろな症状に対応可能です．

　芍薬甘草湯 ⑱ の奥深さについてさらに知りたい方は『フローチャート慢性腎臓病漢方薬』をご参照下さい．

表2　エキス剤を複数処方する時は甘草の量に注意

処方①（甘草 g）	処方②（甘草 g）	①+②の甘草量（g）
芍薬甘草湯❻❽（6）	柴胡桂枝湯❿（2）	8
芍薬甘草湯❻❽（6）	疎経活血湯❺❸（1）	7
小青竜湯⓵⓽（3）	小柴胡湯❾（2）	5
苓甘姜味辛夏仁湯⓵⓵⓽（2）	小青竜湯⓵⓽（3）	5
炙甘草湯❻❹（3）	苓桂朮甘湯❸❾（2）	5
麦門冬湯❷❾（2）	小柴胡湯❾（2）	4
白虎加人参湯❸❹（2）	小柴胡湯❾（2）	4
麻杏甘石湯❺❺（2）	小柴胡湯❾（2）	4
苓甘姜味辛夏仁湯⓵⓵⓽（2）	小柴胡湯❾（2）	4
葛根湯❶（2）	桂枝加朮附湯⓵❽（2）	4
葛根湯❶（2）	小柴胡湯加桔梗石膏⓵⓪❾（2）	4
麦門冬湯❷❾（2）	柴胡桂枝湯❿（2）	4
麦門冬湯❷❾（2）	麻杏甘石湯❺❺（2）	4
麻杏甘石湯❺❺（2）	麻杏薏甘湯❼❽（2）	4
越婢加朮湯❷❽（2）	防已黄耆湯❷⓪（1.5）	3.5
麻黄湯❷❼（1.5）	越婢加朮湯❷❽（2）	3.5
麦門冬湯❷❾（2）	補中益気湯❹❶（1.5）	3.5
疎経活血湯❺❸（1）	当帰四逆加呉茱萸生姜湯❸❽（2）	3
滋陰降火湯❾❸（1.5）	竹茹温胆湯❾❶（1）	2.5
滋陰降火湯❾❸（1.5）	清肺湯❾⓪（1）	2.5

※生薬が重なる時は，エキス剤では処方①+②の合計，煎じ薬では多いほうのみを処方します.

88002-896 JCOPY

表3　甘草を含まない処方

麻黄剤	麻黄附子細辛湯(127)
瀉心湯	黄連解毒湯⑮，温清飲(57)，三黄瀉心湯(113)
柴胡剤	大柴胡湯⑧，柴胡加竜骨牡蛎湯⑫
参耆剤	半夏白朮天麻湯㊲
腎虚に	八味地黄丸⑦，六味丸(87)，牛車腎気丸(107)
血虚に	七物降下湯㊻，四物湯(71)
駆瘀血剤	当帰芍薬散㉓，桂枝茯苓丸㉕，大黄牡丹皮湯㉝
水毒に	五苓散⑰，小半夏加茯苓湯㉑，猪苓湯㊵
附子剤	真武湯㉚
建中湯	大建中湯(100)
下　剤	麻子仁丸(126)，大承気湯(133)
その他	半夏厚朴湯⑯，呉茱萸湯㉛，木防已湯㊱，茯苓飲(69)，辛夷清肺湯(104)，猪苓湯合四物湯(112)，茯苓飲合半夏厚朴湯(116)，茵蔯五苓散(117)，三物黄芩湯(121)，桂枝茯苓丸加薏苡仁(125)，茵蔯蒿湯(135)

小柴胡湯❾（医療用漢方製剤の禁忌項目）

> ①インターフェロン製剤を投与中の患者
> ②肝硬変，肝癌の患者
> ③慢性肝炎における肝機能障害で血小板数が 10 万/mm^3 以下の患者

以前は保険適用漢方エキス剤で唯一の禁忌項目は小柴胡湯❾でした.

高齢者では原発性肝癌や転移性肝癌に罹患している人も少なくありませんので，注意が必要です.

なお，この禁忌事項は小柴胡湯❾にのみ適応され，不思議なことに小柴胡湯❾含有漢方薬である柴胡桂枝湯❿，柴陥湯(73)，柴朴湯(96)，小柴胡湯加桔梗石膏(109)，柴苓湯(114)には禁忌の記載はありません.

腸間膜静脈硬化症

最近注目されている山梔子による副作用です．山梔子含有漢方薬を 5 年以上内服している時には特に注意が必要といわれています（表 4）．下痢，腹痛，便秘，腹部膨満，嘔気，嘔吐などが繰り返し現れた場合や便潜血が陽性となった時は念のため，大腸内視鏡検査を行いましょう．僕はまったく気にせず使っていますが，こんな副作用があると知っておくことは大切です.

表 4　山梔子を含む漢方薬

> 黄連解毒湯⓯，加味逍遙散(24)，荊芥連翹湯(50)，五淋散(56)，温清飲(57)，清上防風湯(58)，防風通聖散(62)，竜胆瀉肝湯(76)，柴胡清肝湯(80)，清肺湯(90)，辛夷清肺湯(104)，茵蔯蒿湯(135)，加味帰脾湯(137)　など

88002-896 JCOPY

産業医とは「事業場において労働者が健康で快適な作業環境のもとで仕事が行えるよう，専門的立場から指導・助言を行う医師」とあります（参照：東京都医師会）．

産業医の業務のなかに「長時間労働者に対する面談指導」があるのですが，その昔，私も長時間労働をせざるをえなかった時期があり，産業医面談を受けたことがあります．激務のなかで60分の面談時間をなんとか確保して臨みましたが，産業医からの質問攻めは要領を得ず，うんざりした私は「この面談で私が自殺したりする可能性があるかどうかわかるのでしょうか？　時間をとられてしまったので，今日はさらに残業になってしまいます…」とつい言ってしまいました．すると「僕だって好きで産業医をしているのではありません．本当は別のことをしたかったけど…」と返されてしまい，先生のお話をしばらく伺うことになりました．産業医と聞くと，この若い先生との産業医面談のことを思い出します（私も若かった…）．

当時，この産業医の先生は誰が派遣しているのだろう？と思っていましたが，最近になって私の勤務先が雇い主だと知りました．産業医は治療や薬の処方をすることがないので，かえって，人生経験や高いコミュニケーション能力が求められると思います．最近何人かの産業医の先生と知り合いましたが，みなさん頼りになります．あの若い先生も色々な経験を積んで，よい相談相手になってくれていたらいいなぁと思い出します．

（中山）

産業医漢方薬早見表

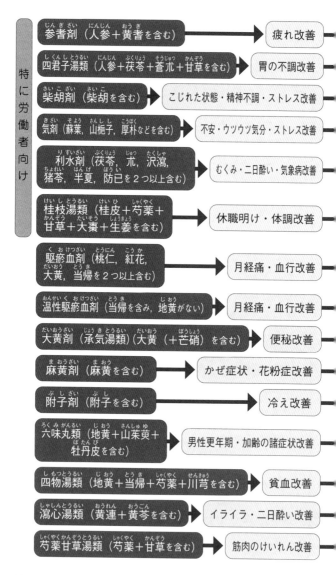

漢方薬分類	効能
参耆剤(人参+黄耆を含む)	疲れ改善
四君子湯類(人参+茯苓+蒼朮+甘草を含む)	胃の不調改善
柴胡剤(柴胡を含む)	こじれた状態・精神不調・ストレス改善
気剤(蘇葉,山梔子,厚朴などを含む)	不安・ウツウツ気分・ストレス改善
利水剤(茯苓,朮,沢瀉,猪苓,半夏,防已を2つ以上含む)	むくみ・二日酔い・気象病改善
桂枝湯類(桂皮+芍薬+甘草+大棗+生姜を含む)	休職明け・体調改善
駆瘀血剤(桃仁,紅花,大黄,当帰を2つ以上含む)	月経痛・血行改善
温性駆瘀血剤(当帰を含み,地黄がない)	月経痛・血行改善
大黄剤(承気湯類)(大黄(+芒硝)を含む)	便秘改善
麻黄剤(麻黄を含む)	かぜ症状・花粉症改善
附子剤(附子を含む)	冷え改善
六味丸類(地黄+山茱萸+牡丹皮を含む)	男性更年期・加齢の諸症状改善
四物湯類(地黄+当帰+芍薬+川芎を含む)	貧血改善
瀉心湯類(黄連+黄芩を含む)	イライラ・二日酔い改善
芍薬甘草湯類(芍薬+甘草を含む)	筋肉のけいれん改善

特に労働者向け

88002-896 JCOPY

→ 加味帰脾湯❶❸❼, 補中益気湯❹❶, 人参養栄湯❶❶❽

→ 六君子湯❹❸

→ 抑肝散❺❹, 柴胡加竜骨牡蛎湯❶❷, 四逆散❸❺

→ 加味逍遙散❷❹, 半夏厚朴湯❶❻, 香蘇散❼❶

→ 五苓散❶❼, 防已黄耆湯❷❶, 柴苓湯❶❶❹

→ 桂枝加竜骨牡蛎湯❷❻, 桂枝加芍薬湯❻❶, 桂枝湯❹❺

→ 桂枝茯苓丸❷❺, 通導散❶❶❺

→ 当帰芍薬散❷❸, 当帰四逆加呉茱萸生姜湯❸❽

→ 麻子仁丸❶❷❻, 桃核承気湯❻❶, 通導散❶❶❺

→ 葛根湯❶, 小青竜湯❶❾, 麻黄湯❷❼

→ 真武湯❸❶, 麻黄附子細辛湯❶❷❼

→ 八味地黄丸❼, 牛車腎気丸❶❶❼

→ 十全大補湯❹❽, 四物湯❼❶

→ 半夏瀉心湯❶❹, 黄連解毒湯❶❺

→ 芍薬甘草湯❻❽

コラム　会社の財産である労働者を守ること

　もし産業医として雇用されている会社が倒産すれば，もちろん産業医の仕事もなくなります．産業医の役目は会社の財産である労働者の健康を守ることです．労働者の健康を守ることを通して，会社が収益を上げ，成長することを目指します．患者さんの健康を守ることだけに専念できる医療機関と異なり，会社へのいわば「忖度」が必要なのです．

　会社と労働者がトラブルになった時，会社が本当に困るのは，労働基準監督署や弁護士が関わる案件に発展することです．そのような案件をひき起こす予備軍の人たちの暴走を未然に防ぐことが，実はとっても大切な産業医の役目の1つと思っています．

　労働者が産業医に，メンタルを含めたいろいろな相談が気軽にできる体制が必要ですが，嘱託産業医ではなかなかその時間がとれません．ところが今は遠隔診療が普及し，認知されてきています．さすがに毎月1回（少なくとも2ヵ月に1回）の巡視を遠隔で行うのは，現状では困難でしょうが，医療面談であれば遠隔でも可能です．労働者と産業医をつなぐパイプを複数持つことは，トラブルを未然に防ぐためにも有効だと思っています．

　会社の財産である労働者を守ることは大切ですが，あくまで建前で，実は会社を守ることが最重要です．しかし，もしも会社の体質がブラックで，産業医の提言をもってしても改善されない時は，その会社の産業医は辞めた方が僕達のメンタルヘルスのためにもいいでしょう．

（新見）

88002-896 JCOPY

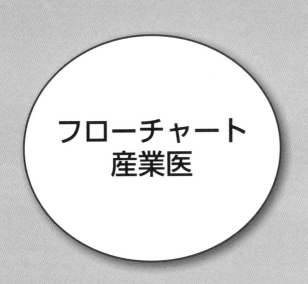

フローチャート
産業医

どんな働く人にも

加味帰脾湯 137

加味帰脾湯137は 14 種類の生薬を含み，肉体の疲れ，心身疲労，不眠，うつっぽいなど，働く人に多いさまざまな訴えに有効です．

▼【漢方ビギナー】　生薬の足し算

　漢方薬は生薬の足し算の叡智です．いろいろな生薬が含まれているのでいろいろな訴えに有効な可能性が高いのです．加味帰脾湯137は生薬の人参を含む漢方薬で近年相談が多い心の疲れを含めていろいろな症状や訴えに有効です．まずこれを勧めて，効果を増したい時は他の漢方薬に変えるか，加味帰脾湯137に他の漢方薬を加えればいいのです．　　　（新見）

88002-896　JCOPY

コラム 顧客提供価値×持続的競争優位性

　経営大学院で教鞭をとっていた時「顧客提供価値×持続的競争優位性」というキーワードを生徒さんに覚えてもらっていました．顧客提供価値とは，商品やサービスなどの商材に顧客が満足すること．持続的競争優位性とは，他の人が真似したくてもできないことです．これを維持できれば，競争相手に負けません．

　産業医は実は自分自身が商材です．顧客は産業医として契約をする企業で，この場合，顧客提供価値は「企業が産業医に求めているもの」になります．企業が労働衛生安全法に基づいて，しぶしぶ嘱託産業医を契約しているのであれば，必要最低限だけの履行を求めていることでしょう．昔は名義貸しなどもありましたが，違法です．業務を怠らない最低限の要求にだけ応える産業医なら，資格要件さえ満たしていれば誰にでもなれます．つまり持続的競争優位性がないということです．そういう状況下では価格の勝負となり，産業医資格を持つ医師が 10 万人を超える昨今では，ポジションの取り合いとともに，産業医の取り分もどんどんと減ることになります．

　産業医として生き抜くためには，他の人とは違うなにかを身につけてください．その 1 つが本書で会得できる漢方薬の知識です．他にもいろいろなものを掛け合わせてレアな存在になってください．そうすれば，他の人が真似しようと思っても真似できない存在となり，産業医としての価値が上がり，契約が継続します．また，レアな存在になれば価格交渉でも当方の希望を比較的強く訴えることが可能になりますよ．　　（新見）

職場に常備の基本処方

風邪・鼻炎・咳 ─

頭痛・嘔吐・下痢 ─

胃が痛い ─

救急箱にもおすすめ

　多種の漢方薬を用意することは困難でしょうが，上記の3種類があれば，プライマリには対応できます．有症状であれば，基本的には受診を勧めることが必要ですが，業務中には長く時間を割けなかったり，終業後では医療機関の受付終了時刻に間に合わなかったりすることもありますので，とりあえず対症療法のための準備をしておきましょう．　　（三上）

88002-896 JCOPY

葛根湯❶

葛根湯❶は一番有名な漢方薬でしょう．番号も❶番です．そしていろいろな症状に有効なことでも知られています．

五苓散⑰

五苓散⑰は，二日酔いによる頭痛から気象病による頭痛まで守備範囲が広く重宝します．ウイルス性腸炎や飲みすぎ，食べすぎによる嘔吐や下痢にも有効です．

半夏瀉心湯⑭

半夏瀉心湯⑭は高級胃薬のイメージですが，消化器疾患をメインに他の領域でも幅広く使用できます．

【漢方ビギナー】 グルーピングできる

漢方薬は構成生薬によってグルーピングできます．産業医漢方薬早見表（p28）では 15 分類しています．例えば葛根湯❶は麻黄を含む麻黄剤ですから，葛根湯❶がない時は麻黄を含む麻黄湯㉗や小青竜湯⑲や麻黄附子細辛湯(127)などで代用可能なのです．詳しく知りたい方は『3秒でわかる漢方ルール』（新興医学出版社）をご参照ください．　（新見）

職場の肉体疲労の基本処方

全身の疲れが残る ━━━

胃腸の不調 ━━━

心も疲れた ━━━

<hr>

❤【漢方ビギナー】 人参の作用増強作戦

補中益気湯❹, 六君子湯❹, 加味帰脾湯❶とも人参を構成生薬に含む漢方薬です. この人参の作用を強める方法の1つが黄耆を加える作戦で, もう1つが四君子湯❼類(人参, 甘草, 茯苓, 蒼朮)にする作戦です. 生薬の効果を増すために, 副作用を減らすために, そして新しい作用を作るために培われた生薬の足し算の叡智です.　　　　　　　　(新見)

88002-896 JCOPY

補中益気湯 ㊶

補中益気湯㊶は人参と黄耆を含む参耆剤の代表的なものであり，気力や体力がともに低下した際に有用です．

六君子湯 ㊸

六君子湯㊸は，上腹部不定愁訴に対する基本処方です．胃腸を柔らかくして通過をよくし，消化機能を亢進させます．

加味帰脾湯 ⓲⓷⓻

加味帰脾湯⓲⓷⓻も参耆剤で，胃腸の働きをよくし，気力も補います．また山梔子と酸棗仁を含むため，穏やかな睡眠が得られます．

🍃【漢方ビギナー】 参耆剤 10 種

　人参と黄耆を含む漢方薬を参耆剤と称します．保険適用漢方薬 148 種類のなかの 10 種類が参耆剤です．1 つ覚えるなら補中益気湯㊶ですのでファーストチョイスにしています．2 番は十全大補湯㊽，3 番が人参養栄湯⓲⓪⓼で，次が加味帰脾湯⓲⓷⓻です．他は半夏白朮天麻湯㊲，帰脾湯㊺，大防風湯㊾，当帰湯⓲⓪②，清心蓮子飲⓲⓲⓲，清暑益気湯⓲③⓺です．　　　（新見）

職場の精神疲労の基本処方

ファーストチョイス ━━

中高年 ━━

イライラ・不眠 ━━

♥【漢方ビギナー】 帰脾湯⑥と加味帰脾湯⑬

　心が疲れた場合は加味帰脾湯⑬です．帰脾湯⑥でもかまいません．違いは，帰脾湯⑥に柴胡と山梔子を加えたものがほぼ加味帰脾湯⑬になります（白朮と蒼朮はどちらでも可）．柴胡には精神安定作用もあるので，加味帰脾湯⑬がお勧めですが，加味帰脾湯⑬が胃に障る時には帰脾湯⑥が飲めることが多いです．加える生薬で漢方薬の性格が変化します．（新見）

88002-896 JCOPY

加味帰脾湯 ⑬⑦
かみきひとう

気分的な落ち込みがひどい場合には，加味帰脾湯⑬⑦が有用です．なお，一般用漢方製剤製造販売承認基準の中で加味帰脾湯⑬⑦の成分には「白朮（蒼朮も可）」と記載されています．

八味地黄丸 ⑦
はちみじおうがん

八味地黄丸⑦は疲労や倦怠感に有効で，排尿関連症状や冷えにも効きます．

抑肝散 ⑭
よくかんさん

抑肝散⑭はイライラに対するファーストチョイスです．中途覚醒などを伴う睡眠障害にも有効です．

♥【漢方ビギナー】 地黄は滋養強壮

八味地黄丸⑦には人参は含まれていませんが，地黄を含んでいます．地黄も滋養強壮の生薬です．地黄の作用を増強したい時は山茱萸と牡丹皮を加えて六味丸⑧⑦類にします．六味丸⑧⑦類には，八味地黄丸⑦の他に牛車腎気丸⑩⑦があります．また四物湯⑦①類（地黄，芍薬，川芎，当帰）として地黄の作用を強めることもできます． （新見）

職場の人間関係に効く
基本処方

イライラ ─────

抑うつ ─────

不安が強い ─────

人事部と協動して，心理的安全性を高める

　職場で良好なコミュニケーションがなされるためには，人事部や教育担当部門と産業医が協働して，風通しの良い職場づくりをすることが重要です．全社的に「心理的安全性」が担保されていないと，お互いが率直なコミュニケーションをとりにくいため，職場全体が「安心，安全の場」であるためのトレーニングや工夫も必要となります．　　　　　（三上）

88002-896 JCOPY

抑肝散 ❺❹

イライラが前面に出る時には，抑肝散❺❹が有効です．
柴胡と釣藤鈎が含まれ，神経の高ぶりを抑えます．

加味帰脾湯 ❶❸❼

加味帰脾湯❶❸❼は帰脾湯❻❺に柴胡と山梔子を加えたもの
で，「心の参耆剤」のイメージです．

半夏厚朴湯 ❶❻

不安が強い時には，半夏厚朴湯❶❻も有用です．特に気
分が塞いで咽喉頭に違和感を覚えるケースに有用です．

♥【漢方ビギナー】生薬の人参

　加味帰脾湯❶❸❼に含まれている人参は，八百屋さんで売って
いる赤いニンジン（セリ科）ではなく，生薬の人参（ウコギ
科）で，朝鮮人参やオタネニンジンと呼ばれるものです．人
参は古来より滋養強壮の生薬として有名で，本邦には奈良時
代に渡来したといわれていますが，栽培が盛んになったのは
徳川吉宗の治世である享保年間（1716〜36）です．（新見）

新入社員への基本処方
（五月病など）

がっちりタイプ ——

華奢タイプ ——

咽頭閉塞感・息切れ ——

レジリエンスを高めよう

　年度初めの環境の変化から5月ごろに不調をきたすことがよくあります．レジリエンスが弱いことが原因です．レジリエンスは育った環境で育まれ，その後の社会生活で磨かれます．レジリエンスとは復元力や回復力のことで，常日頃から多少のストレスには対応する訓練をしておくことが大切です．命に関わるストレスからは待避を勧めましょう．（新見）

88002-896 JCOPY

四逆散 ㉟

不安による身体症状に対しては，四逆散㉟が有効です．抗潰瘍作用のほか鎮痙作用があり，肩こりや腰痛に効果的です．

香蘇散 ⑳

香蘇散⑳は，蘇葉による精神安定作用や抗うつ作用のほか，陳皮，生姜が身体を温め，胃腸機能を賦活します．気力を取り戻すことができます．

半夏厚朴湯 ⑯

半夏厚朴湯⑯は気の巡りをよくすることにより，落ちつきを取り戻す代表的な漢方薬です．

【漢方ビギナー】 気持ちを晴らす気剤

　気持ちが晴れない時に使う生薬に蘇葉，山梔子，厚朴などがあります．これらを含む漢方薬は気剤と呼ばれ，ウツウツ気分の解消に効果的です（「産業医漢方早見表」p28 参照）．四逆散㉟は柴胡を含んでいるので精神安定作用があり，こちらは柴胡剤に分類されます．漢方薬は生薬の足し算ですから，構成生薬から効果を類推することが可能です．　（新見）

月経痛の基本処方

| お腹の冷え・
頭痛・浮腫 | —— |

| 多彩な症状 | —— |

| 月経時に凝血塊あり | —— |

> 下記で効かない時，ピルが有効
> な可能性があります．
> 婦人科の受診を勧めましょう．

当帰芍薬散 ㉓

当帰芍薬散㉓は，お腹の冷えや頭痛，むくみを呈する場合に用います．血行改善や利水作用が期待できます．

加味逍遙散 ㉔

加味逍遙散㉔は不定愁訴に対して用います．山梔子，薄荷といった鎮静作用を持つ生薬のほか，こじれた病態に効く柴胡などが含まれています．

桂枝茯苓丸 ㉕

桂枝茯苓丸㉕は，のぼせ，ホットフラッシュ，頭痛，肩こり，めまいなどの軽快に有効です．

♥【漢方ビギナー】 漢方薬は1ヵ月は飲もう

月経痛に有効なものは人によって異なります．運動で楽になる人もいます．OTCの痛み止めが著効する人もいます．自分の身体は自分が一番知っているので本人が楽になる方法を探すことが最善です．漢方薬は1ヵ月以上は飲んでみることを勧めています．なお漢方薬で頓服の生理痛止めは芍薬甘草湯㉘です．僕の娘には著効しています． （新見）

更年期女性の基本処方

華奢タイプ

がっちりタイプ

とても
がっちりタイプ

　当帰芍薬散㉓，桂枝茯苓丸㉕，そして桃核承気湯㉛はこの順に華奢タイプからがっちりタイプに向く漢方薬です．体格は漢方を選ぶ上でのヒントになることが多いのです．日本の漢方的には華奢タイプを虚証，がっちりタイプを実証と称します．ただ虚証に見えても実証の漢方が有効なこともあり，その逆もあります．1つのヒントと思ってください．（新見）

88002-896　JCOPY

当帰芍薬散 ㉓
とうきしゃくやくさん

当帰芍薬散㉓は古血の溜まり（瘀血）を除き，水分バランスの調整にも効果があります．

桂枝茯苓丸 ㉕
けいしぶくりょうがん

桂枝茯苓丸㉕は，血行が悪い場合の特にのぼせや肩こりなどの症状に効果的です．

桃核承気湯 ㉛
とうかくじょうきとう

がっちりタイプで，便秘が強い場合には承気湯類（大黄と芒硝を含む）である桃核承気湯㉛の出番です．大黄と桃仁があるので古血の溜まり（瘀血）の改善にも有効です．

♥【漢方ビギナー】 実証とは

実証は筋肉質で消化機能がよい体質のことです．基本的に年齢を重ねるに従って実証から虚証に向かいます．また実証はいろいろなことを我慢できます．暑いのも寒いのも OK．食事を抜いても，急いで食べても大丈夫．便秘でも下痢でもへっちゃら．ストレス耐性が強く，寝不足も OK．こんな従業員が欲しいですね．　　　　　　　　　　　　　　（新見）

更年期男性の基本処方

ファーストチョイス ―――

疲れがひどい ―――

加齢を受け容れることも大切

　人は誰でも年をとります．加齢を受け容れられずに，若さに固執して現状を容認できない人は不幸です．加齢による衰えに少しでも逆らいたければ適度な運動は必須です．男性ホルモンの注射などの治療も効果があることがあります．まず，漢方薬を含めて改善の努力をして，それでも不調が続く時は，男性更年期の専門外来を紹介しています．　　（新見）

88002-896 JCOPY

> 男性更年期専門外来の
> 紹介も視野に入れます.

八味地黄丸 ⑦

八味地黄丸⑦に牛膝と車前子を加えた牛車腎気丸⑩でも代用可能です. 八味地黄丸⑦から附子と桂皮を抜いた六味丸⑧は暑がりの人向きです.

加味帰脾湯 ⑱

八味地黄丸⑦の地黄は胃に障ります. 疲れがひどい時は, まず参耆剤の加味帰脾湯⑱を使用し, しばらくしてから八味地黄丸⑦に変更します.

♥【漢方ビギナー】 先天のパワー衰退に

　昔から加齢に逆らいたいという願いはありました. 漢方では加齢のことを腎虚と称します. 先天的なパワーの衰退です. 腎虚の特効薬は八味地黄丸⑦です. 八味地黄丸⑦の保険病名には, 糖尿病, 陰萎(インポテンツ), 坐骨神経痛, 腰痛, 前立腺肥大, 高血圧などがあり, まさに加齢に伴う訴えや症状, 病名です. 気長に内服してもらう薬剤です. (新見)

職場復帰の基本処方
（産休明け・休職明け）

がっちりタイプ ─────

華奢タイプ ─────

不眠症・抑うつ ─────

ちょっとつらい時に漢方薬と産業医

　しばらく休んでいると職場の環境も休んだ本人も変化しています．そんな変化についていけないことがあります．次第に慣れるものですが，そんなちょっとしたつらさに漢方薬が助けになります．また，医療機関を受診するほどでもないが，体調不良の時などは産業医の出番と思っています．職場に順応して，会社のために働いて頂くための助けです．　（新見）

88002-896 JCOPY

柴胡加竜骨牡蛎湯 ⓬

柴胡加竜骨牡蛎湯⓬は柴胡による自律神経改善作用，竜骨と牡蛎による精神安定作用があります．

桂枝加竜骨牡蛎湯 ㉖

桂枝加竜骨牡蛎湯㉖は竜骨と牡蛎を含み，精神安定作用があります．不眠症の改善も期待できます．

加味帰脾湯 ⓭⓻
or　帰脾湯 ㉟

加味帰脾湯⓭⓻も帰脾湯㉟も遠志を含み精神安定作用が期待できます．帰脾湯㉟がより華奢な方向けです．

🌱【漢方ビギナー】「加」の意味

　「加」という字が漢方薬名にある時は，その左側が漢方薬で，右側がその漢方薬に加えられた生薬を示します．桂枝加竜骨牡蛎湯㉖は桂枝湯㊺に竜骨と牡蛎という生薬を加えたものです．また加味○○とある時は，○○が漢方薬でそこに複数の生薬を加えています．加味帰脾湯⓭⓻は帰脾湯㊺に柴胡と山梔子を加えています．　　　　　　　　　　（新見）

中間管理職の基本処方

```
┌─────────────────┐
│    ストレス       │─────
└─────────────────┘
```

```
┌─────────────────┐
│    抑うつ         │─────
└─────────────────┘
```

```
┌─────────────────┐
│    胃腸症状       │─────
└─────────────────┘
```

降格で楽になることも

　中間管理職の方の中には上司と部下の間で相当な精神的ストレスを抱えている人がいます．管理職ですから会社にとっては重要なポジションで，彼らが壊れては会社の損失になります．ストレス解消方法は個人に任せるとして，柴胡加竜骨牡蛎湯⑫を気長に飲んでもらいます．ストレス耐性が低い人では降格したほうが生きやすい場合もあります．　　　（新見）

88002-896 JCOPY

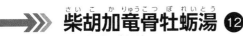

柴胡加竜骨牡蛎湯 ⑫

柴胡加竜骨牡蛎湯⑫は慢性のストレスで日頃苦労している方に有効です．柴胡に鎮静作用があり，竜骨・牡蛎も加わって作用を増強しています．

半夏厚朴湯 ⑯

半夏厚朴湯⑯のメインターゲットは喉の狭窄感（実は狭くない）で，昔は梅核気（梅の種が喉にある）とか，咽中炙臠（炙った肉が喉にある）と表現しました．

六君子湯 ㊸

六君子湯㊸には消化管運動亢進作用，食欲増進作用，胃内容排出促進作用などがあります．

♥【漢方ビギナー】 構成生薬由来の命名

　半夏厚朴湯⑯は5種類の生薬から構成されますが，その中の半夏と厚朴をとって名付けられています．葛根湯❶は7種類の構成生薬ですが，その中から代表生薬である葛根の名前を付しています．また六君子湯㊸は蒼朮，人参，半夏，茯苓，陳皮，甘草という6つの君薬を含んでいます．君薬とは重要な生薬といった意味合いです．　　　　　　　　　　（新見）

経営者の基本処方

孤独なときに ―――

イライラ ―――

お腹の冷え ―――

経営者は孤独

　経営者は孤独です．その重圧は知る由もありません．従業員が産業医に個人的な相談をすることは実は少ないと思っています．経営サイドにばれることが心配だからです．一方で経営者からは相談されることがあります．自分の不調を話されるようになれば，あなたは経営者から信頼されています．セカンドオピニオン的に相談されることもあります．（新見）

88002-896 JCOPY

加味帰脾湯 137
か み き ひ とう

加味帰脾湯137の保険病名は「貧血，不眠症，精神不安，神経症」で，資金繰りなどを含めて経営者が不安な時に感じる症状そのものです．

抑肝散 54
よくかんさん

イライラのファーストチョイス．抑肝散54は釣藤鈎を含み気を鎮めます．

真武湯 30
しん ぶ とう

真武湯30は新陳代謝が低下した状態での，倦怠感や冷え，消化不良・下痢などに有効です．

♥【漢方ビギナー】 減量で効くことも

真武湯30は虚証（華奢タイプ）向けに広く使用可能です．経営者で虚証の人は実は稀ですが，年齢を重ねると虚証になりますから真武湯30の出番もあります．漢方薬は多成分系の薬剤なので容量依存性がないことがあります．少ない内服量の方が効くということです．真武湯30は通常は1日3包ですが，1〜2包で有効なこともあります． （新見）

コラム 産業医は企業に雇われている

　専属でも嘱託でも，産業医は企業に雇用されています．病院勤務と同じと思われがちですが，献身的な奉仕が自然と成り立っている日本の医療システムのなかで患者さんを中心に働くことができる状況と，産業医の状況では，実は微妙に異なります．

　とても大きな会社で，産業医の存在が会社の福利厚生としての意味合いが強い時は，労働者優先の対応が可能です．一方で，労働者数が50人以上のため，法令に従って仕方なく嘱託で産業医を依頼している企業もあります．そういう企業では，会社のことも，労働者のことも斟酌しながら働く必要があります．

　つまり，産業医は企業に雇われていると理解することが大切です．僕達は医師以外の職務を経験していない人がほとんどです．医学部を卒業後，社会常識を知らずに医師として働いていると，一般社会人として必要とされるマナーを学ぶ機会もありません．しかし産業医になる以上は，医療とは別世界の企業に一従業員として雇用されているという自覚が必要です．

　社会人のマナーはいろいろありますが，まずは時間を守りましょう．約束したことは果たしましょう．できない時は，〆切や約束時間前に遂行できない旨を伝えましょう．企業にとって，産業医も含め，従業員は駒です．良い駒が必要で，悪い駒は不要です．産業医の斡旋業者には産業医の交代を希望する案件が多数相談されているそうです．企業内での自分の立ち位置を十分に理解し，病院やクリニックとは異なる勤務姿勢をもつことこそ，大切なのです．　　　　　（新見）

88002-896 JCOPY

　臨床初期研修を修了していなくても産業医になれます．建前上，医療行為を行わないからです．労働衛生に必要な管理は作業環境管理，作業管理，そして健康管理です．労働者が労働によって病気や障害を生じることを未然に防ぐための3管理です．

　はるか数十年前の高度成長期は，第2次産業が中心でした．何年もかけて育て上げた熟練労働者が就労中の事故や障害で働けなくなることは，会社の重大な損失だったのです．ですから，そのような会社の財産である労働者を未然に危険から守るための労働衛生が本当に大切でした．今でもそのスタンスが大切であることに変わりはないのですが，世の中の産業基盤は第3次産業の比重が高まり，労働者の不調の多くはストレスによる精神的なものになっています．

　精神科的な疾患に対応するのに，初期臨床研修を含めた医療行為の経験が本当に必要ないのでしょうか．産業医の講習会や動画や書籍でも産業医に初期臨床研修は必須でないことをしっかりと述べているものはありません．労働者の健康を守る医療行為を行える医師という立場で語っているものが多いのです．僕には産業医の立ち位置自体が自己矛盾しているように思えます．

　現在の産業医の立ち位置が抱える問題は行政の課題としても，企業から選ばれる産業医になるには，精神科の知識を含めた総合的な医師の技能が要求されます．実臨床の経験が豊富で，労働者の多様な訴えに応える幅広い知識を持った，新しいタイプの（従来とは異なる）産業医が生き残れると思っています．（新見）

休めない人の急な風邪
（風邪の急性期）

> がっちりタイプ

> 華奢タイプ

> 麻黄（まおう）が胃に障る人

♥【漢方ビギナー】 汗が出る前は麻黄剤

　漢方では急性発熱性疾患の対応は汗が出る前と，汗が出た後で異なります．汗が出る前は基本的に麻黄剤（まおう）で対応し，汗が出た後は柴胡剤（さいこ）にバトンタッチが基本です．麻黄剤の中でもっとも華奢タイプ向きは麻黄附子細辛湯（まおうぶしさいしんとう）❶❷❼です．温める生薬として附子（ぶし）が入っているからです．麻黄（まおう）が胃に障る人には，香蘇散（こうそさん）❼⓿や桂枝湯（けいしとう）❹❺で対応します．　　　　　（新見）

葛根湯 ❶ or 麻黄湯 ㉗

葛根湯❶は発汗があるまで積極的に使用します. 発熱しておらず, 体力のある方には, 麻黄を多く含む麻黄湯㉗の適応も考慮します.

 # 麻黄附子細辛湯 ㉗

麻黄附子細辛湯㉗は附子, 細辛を含む優しい麻黄剤として使用します. 日頃から冷え症の人に有効です.

 # 香蘇散 ㉞

動悸など麻黄の副作用が強く出てしまう場合や体力が落ちている場合は, 香蘇散㉞が有効です. 高齢者の風邪にも有用です.

【漢方ビギナー】 漢方薬は重宝

　風邪の急性期に無理して出社する時代は新型コロナウイルスの流行で終わったと思っています. しかし, 在宅勤務が可能になり, 風邪の急性期でも自宅で人に迷惑をかけずに仕事ができるようになりました. そんな時に漢方薬はとても重宝です. 感染しても軽い発症で逃げ切ることができ, 免疫力の向上にも有効と実感しています. 　　　　　　　　　　(新見)

働く人のこじれた風邪
（風邪の亜急性期）

がっちりタイプ ▬▬▬

華奢タイプ ▬▬▬

くしゃみ・鼻水・咳 ▬▬▬

感染後の出勤時期

　風邪の亜急性期に出勤することも稀になりました．人にうつす可能性が少なくなるまで自宅で静養することが新型コロナウイルスの流行で定着しました．しかし，ゼロリスクになるまで待機はいかがなものかと思っています．いつ出社するかは会社の方針と本人の意向で決めればいいと思っています．産業医に相談されることもあるでしょう． （新見）

88002-896 JCOPY

小柴胡湯 ❾

小柴胡湯❾は柴胡と黄芩による抗炎症作用に加え，半夏と人参も含み，胃腸機能の正常化，栄養状態の是正を図ります．

柴胡桂枝湯 ❿

柴胡桂枝湯❿は，半夏や人参を含み健胃作用，去痰作用があります．のぼせや頭痛，関節痛にも有効です．

小青竜湯 ⓳

小青竜湯⓳は麻黄剤であり急性期向きですが，鼻や喉に症状が残った時は，悪急性期でも有効です．

♥【漢方ビギナー】 発汗後は柴胡剤

発汗前は麻黄剤，発汗後は柴胡剤が基本ですが，手元に麻黄剤や柴胡剤がない時があります．そんな時は発汗前に柴胡剤でも，発汗後に麻黄剤でもある程度の効果があります．柴胡剤は大柴胡湯❽，柴胡加竜骨牡蛎湯⓬，四逆散㉟，小柴胡湯❾，柴胡桂枝湯❿，柴胡桂枝乾姜湯⓫の順に華奢向きになります．手元や薬局にあるものを使用して OK です．（新見）

働く人の治りかけの風邪
（風邪の回復期）

全身の疲れが残る ——

空咳が残る ——

呼吸器症状の回復に ——

補中益気湯 ❹

補中益気湯❹は代表的な参耆剤で，柴胡剤でもあり，感染性疾患の回復期の仕上げにぴったりです．

麦門冬湯 ㉙

麦門冬湯㉙は麦門冬に鎮咳去痰作用があり，粳米が咽頭や肺を潤し，半夏が胃と水分バランスを整えます．

人参養栄湯 ⓃⒾ⓼

人参養栄湯⓼は五味子による鎮咳作用，白朮による抗炎症作用があり，呼吸器疾患罹患後のフォローにも最適な漢方薬です．

🌱【漢方ビギナー】 従業員は会社の財産

　風邪の回復期は会社で就労しています．しかし，症状が残ることはあるでしょう．そんな時にも漢方薬は有効です．従業員は会社の財産です．本人に就労意欲があり，でも症状によってパフォーマンスが落ちる時などに漢方薬を勧めてください．また，感染症の予防に補中益気湯❹を勧めることも可能ですが，予防投与なので保険適用にはなりません．（新見）

どんな感染症にも

急性期

発汗後

症状が落ちついたら

漢方薬での感染症対応

　急性感染症における漢方薬の選択では，まず，発汗をうながすことを初期の目標におきます．どんな感染症にも以下の漢方薬治療原則は同じです．①感染早期→発汗を促す，②亜急性期→発熱や咳，痰などの症状をコントロールする，③回復期→残存症状に応じて対症的に対応，の原則で進めます．

(三上)

88002-896 JCOPY

麻黄湯 ❷⃝
or 越婢加朮湯 ❷⃝

麻黄にエフェドリンが含まれます．麻黄湯❷⃝，越婢加朮湯❷⃝ともに麻黄の量が多いので長期投与には向かず，1日か2日の投与です．

小柴胡湯加桔梗石膏 ⓼⃝

小柴胡湯加桔梗石膏⓼⃝は抗炎症作用を持つ柴胡剤の代表である小柴胡湯❾に，排膿作用のある桔梗と，冷やす作用のある石膏を加えたものです．

補中益気湯 ④⃝

症状が落ちつけば，気力や体力の早期の回復が望まれるため，人参，黄耆を含む補中益気湯④⃝の出番となります．

♥【漢方ビギナー】 風邪（ふうじゃ）という思考

漢方薬ははるか昔から受け継がれている知恵です．感染症という西洋医学的概念ができる前に，風邪（ふうじゃ）として，風によって邪気が伝わると考えていました．つまり，細菌やウイルスといった概念がない時代に，どんな原因であろうと対応してきた知恵が漢方薬です．どんな感染症にも有効ということは，経験的に導き出された結果なのです．（新見）

コラム　労働衛生コンサルタント口述試験に合格するコツ

　産業医の方はぜひとも労働衛生コンサルタント（保健衛生）を取得しましょう．日本医師会の産業医取得者が 10 万人を超え，実際に産業医として働いている医師は 3 万人を超えているようです．医師免許と同じく国家資格である労働衛生コンサルタントを持っているとレアな存在になれます．つまり給与交渉に有利に働き，企業からも選ばれる存在になれるのです．さらに，日本医師会の産業医更新に必要な 5 年間に 20 単位（20 時間）というデューティからも解放されます．国家資格は医師免許と同じで一生ものなのです．そんなよこしまな気持ちから僕は 2006 年に労働衛生コンサルタントを取得しました．

　まず，労働衛生コンサルタント（保健衛生）を受験するにあたり，医師は最初から労働衛生一般と健康管理の筆記試験は免除されます．そして日本医師会が 3 日かけて行う「産業医学講習会」を受講すると衛生法令も免除され，これで全科目の筆記試験免除です．講習会は通常年 1 回で，応募者多数のときは抽選です．

　僕が受験した 2006 年当時は口述試験の合格率は 3 割程度でしたが，最近は 5〜6 割近くになったそうです．口述試験の過去問や問題集もいまはありますが，口述試験の講習会にはぜひ参加してください．最近は日本労働安全衛生コンサルタント会が行っています．僕は慶應義塾大学の公衆衛生学教室が主催した講習会に参加し，そのお陰で合格できたと思っています．本当にちょっと面倒くさい（専門的な）口述試験ですが，頑張ってください．　　　　　　　　　　　（新見）

コラム 労働衛生コンサルタントになって自分の会社を持とう

　嘱託産業医の収入がある程度の額を超えれば法人を作ることをおすすめします．そして労働衛生コンサルタントを取得してください．産業医の報酬は一般診療のアルバイトと同じく給与扱いです（参照：国税庁）．

　ところが産業医業務を含んでいても，労働衛生コンサルタントとして働く時なら，自分の会社との契約とすることができます．そして，その会社から産業医報酬を自分宛に支給します．かつて株式会社設立には資本金1,000万円が必要でしたが，小泉内閣の商法改正の一環で，2006年以降は資本金1円でも設立可能になりました．自分の会社を持っていれば，いろいろなものが会社の必要経費として計上可能です．つまり，他での収入も自分の会社に入れることができれば，必要経費を差し引いたあとの額が課税対象になるのです．収入，講演料，著作料，コンサルタント料などが会社として計上可能です．節税対策として，詳しくは税理士にご相談ください．

　会社の設立には躊躇がある場合は，少なくとも個人事業主になりましょう．個人事業主とは法人を設立せずに個人で事業を営んでいる人のことです．個人事業主は税務署に開業届を提出すればOKです．個人事業主となるだけで必要経費を計上でき，必要経費を除いた金額が課税対象になります．会社に比べて個人事業主は必要経費とみなされる範囲が狭いのが欠点ですが，会社を設立しても個人事業主は続けられます．双方で必要経費を計上するのが得策です．　　　　（新見）

働く人の食欲不振

ファーストチョイス	▬
ストレス性胃炎	▬
疲れもある	▬

【漢方ビギナー】 陳皮と半夏の不思議

　食欲がない人向けのファーストチョイスである六君子湯❹が胃に障る人が実はいます．そんな時は，陳皮と半夏を抜いた四君子湯❼が飲めることが多いのです．ところが抑肝散❺が胃に障る人には，陳皮と半夏を加えた抑肝散加陳皮半夏❽が飲めることが多いのです．同じ生薬を加えているのに，逆方向に働いています．これが漢方薬の不思議です．（新見）

88002-896 JCOPY

六君子湯 **43**

食欲のない時に用いるファーストチョイス．六君子湯
43は四君子湯**75**に陳皮と半夏を加えた漢方薬で，悪心，
嘔吐などの胃症状の緩和に有効です．

半夏厚朴湯 **16**

半夏厚朴湯**16**は厚朴と蘇葉に気力を増強する効果があ
ります．

補中益気湯 **41**

補中益気湯**41**は人参と黄耆を含む参耆剤であり，陳皮
による健胃作用もあります．

【漢方ビギナー】 厚朴と蘇葉

　小半夏加茯苓湯**21**は半夏，生姜，茯苓の３種類の生薬で構
成されています．これに厚朴と蘇葉を加えると半夏厚朴湯**16**
になります．小半夏加茯苓湯**21**には食欲を増す作用は少ない
ので，厚朴と蘇葉で気力食欲を誘導していることがわかりま
す．半夏厚朴湯**16**は「産業医漢方薬早見表」（p28）では気剤
に分類され，気の巡りをよくする漢方薬です． （新見）

働く人の胃食道逆流症

食べすぎて胸やけ

食欲不振・嘔気

げっぷが多い

胃食道逆流症とは

　胃食道逆流症の治療は，生活習慣の改善(アルコール，コーヒー，脂肪などの摂取制限，禁煙)が主体となります．胃内容の逆流そのものを防ぐ有効な方法がないため，PPI の投与により制酸を行うことで，食道のびらんや潰瘍の発生を抑制します．漢方薬は対症的に処方し，PPI との併用もできます．

(三上)

88002-896 JCOPY

半夏瀉心湯 ⓮
はんげしゃしんとう

半夏瀉心湯⓮は7つの生薬で構成され，黄連の整腸作用，黄芩の抗炎症作用，半夏の鎮嘔作用があります．

六君子湯 ㊸
りっくんしとう

六君子湯㊸は人参，茯苓，蒼朮，甘草を含む四君子湯㊵類であり，気力がない状態にも有効です．

茯苓飲合半夏厚朴湯 ⑯
ぶくりょういんごうはんげこうぼくとう

茯苓飲合半夏厚朴湯⑯には厚朴と蘇葉が含まれ，ストレス性の胸腹部の症状を軽快します．

🌿【漢方ビギナー】「合」の意味

　漢方薬名に「合」がある時は，その両側が漢方薬です．茯苓飲合半夏厚朴湯⑯は茯苓飲㊿（茯苓，蒼朮，陳皮，人参，枳実，生姜）と半夏厚朴湯⑯（半夏，茯苓，厚朴，蘇葉，生姜）です．煎じ薬で生薬が重複した時は分量が多いほうを採用するので，茯苓飲㊿と半夏厚朴湯⑯をそのまま足せば茯苓飲合半夏厚朴湯⑯というわけではないのです． 　（新見）

働く人の
機能性ディスペプシア（FD）

ファーストチョイス	——
ストレスが強い	——
痛みが強い	——

胃に効く漢方薬　それぞれの得意ポイント

　六君子湯❹は食欲を補うとともに，胃腸機能を高め動きをよくします．FD 以外では胃食道逆流症に PPI との併用で，逆流症状の改善がみられます．心理社会的因子が関与している FD では，半夏厚朴湯⓰も効果があります．安中散❺は，気を鎮める牡蛎や鎮痛作用のある延胡索なども含み，神経性胃炎症状などの緩和に有効です．　　　　　　　　　　　　　　　（三上）

六君子湯 ㊸

六君子湯㊸は胃底部の弛緩を促進して，食べ物の排出を助けます．

半夏厚朴湯 ⑯

半夏厚朴湯⑯は厚朴と蘇葉がウツウツ気分に作用します．

安中散 ❺

安中散❺は，桂皮，延胡索，茴香，縮砂，良姜といった身体を温める消化器系生薬を多く含みます．

【漢方ビギナー】 稀に使用される生薬の不思議

　安中散❺は延胡索，茴香，縮砂，良姜を含みます．この4つの生薬は保険適用漢方エキス剤148処方のなかで，なんと安中散❺以外含まれていません．不思議だとは思いませんか，効果があるならなんで他の漢方薬には含まれていないのでしょう？　特に延胡索は鎮痛作用があり生理痛などにも有効なのに！　新しい漢方薬の登場が待たれます．　　　（新見）

働く人の腹痛

ストレスによる腹痛 ———

急な腹痛 ———

腹部の冷え・膨満感 ———

　桂枝湯❹は風邪薬です．含まれる芍薬を 1.5 倍にすると桂枝加芍薬湯❻になり腸に働く薬になります．横隔膜から上に効いていた漢方薬が，芍薬を増量すると横隔膜から下に効くようになるのです．そこに膠飴（アメ）を加えると小建中湯❾になります．小建中湯❾は五苓散❶とならんで子どもの特効薬として有名です．これが漢方の魅力です．　　　　（新見）

88002-896 JCOPY

四逆散 ㉟

四逆散㉟は，柴胡，芍薬，枳実，甘草の4生薬から構成されます．芍薬と甘草に鎮痙作用があり，即効性も期待できます．

桂枝加芍薬湯 ⑥

桂枝加芍薬湯⑥は桂枝湯㊺に含まれる芍薬の含有量が1.5倍に増量され，鎮痙作用が強化されています．

大建中湯 ⑩

大建中湯⑩は3つの生薬と膠飴（アメ）からなる漢方薬で，急性症状にも有効です．実は膠飴（アメ）にも効能があります．

♥【漢方ビギナー】 建中湯について

「建中」とは消化機能を立て直すという意味合いです．小建中湯㉚に当帰を加えると当帰建中湯⑫に，黄耆を加えると黄耆建中湯㊈になります．大建中湯⑩は乾姜，人参，山椒，そして膠飴（アメ）からなる漢方薬です．イレウスの予防に有効とされ，保険適用漢方薬ではもっとも売れているものです．なお建中湯類は15gが1日量と多めです． （新見）

働く人の便秘①

ファーストチョイス ——

頓　服 ——

直腸に便を残さないために

　便秘は直腸の便の有無で分けると理解しやすいです．直腸に残便があればレシカルボン坐薬などで排便を促すことが大切で，下剤を使用しても硬便は排出できません．直腸に便が降りてくると便意を催すのですが，諸般の事情で便意を我慢すると便秘になります．職場では便意を催した時にすぐトイレに行ける環境整備が大切です．　　　　　　　　（新見）

88002-896 JCOPY

麻子仁丸 ⓲⑥

麻子仁丸⓲⑥は大黄の瀉下作用を，麻子仁と杏仁で緩和しています．

大黄甘草湯 ⑧④

大黄甘草湯⑧④は，大黄と甘草の2つの生薬からなる漢方薬です．甘草が大黄の瀉下作用を緩和しています．

♥【漢方ビギナー】 生薬数の意味合い

漢方薬は生薬の足し算です．生薬数が少ないものは即効性があるものの耐性ができやすく，生薬数が多いものは即効性は少なく耐性ができにくい，とザックリ理解しましょう．麻子仁丸⓲⑥は瀉下作用を有する大黄を含む6種類の生薬からなる漢方薬です．一方で大黄甘草湯⑧④は大黄と甘草の2つの生薬からなるので，頓服なのです．　　　　　　（新見）

働く人の便秘②

がっちりタイプ

華奢タイプ

<ruby>大黄<rt>だいおう</rt></ruby>を含まない処方

♥【漢方ビギナー】 大黄と芒硝

　瀉下作用を有する生薬が大黄で，その作用を強める生薬が芒硝です．大黄と芒硝を有する漢方薬は承気湯類と呼ばれます．麻子仁丸❶や潤腸湯❶では快便感が得られない人に桃核承気湯❶は使いやすく，有効です．桃核承気湯❶は古血の溜まり（瘀血）の状態も改善するので，快便になるうえにいろいろな症状が軽快します．　　　　　　　　　　　（新見）

桃核承気湯 ❻❶

桃核承気湯❻❶は大黄と芒硝を含む承気湯類で，瀉下作用があります．また古血の溜まりを除く駆瘀血作用もあるため，冷えやのぼせなどにも有効です．

潤腸湯 ❺❶

潤腸湯❺❶は大黄のほか，当帰や桃仁も含むため古血の溜まりを除く駆瘀血剤の作用もあります．

大建中湯 ⓾⓿

大建中湯⓾⓿には，山椒と乾姜に冷えて動きの悪くなった腸管を温める作用があり，さらに人参と膠飴が働きを高めます．

▼【漢方ビギナー】 オナラの臭さが減る

　大建中湯⓾⓿は大黄を含みません．大黄で腹痛を生じる人には重宝されます．またオナラの臭いを軽くするので，オナラが上手にできずに腹部膨満感を訴えている人に喜ばれます．同じく大黄で腹痛を生じる場合にはモビコールを僕は勧めますが，こちらは保険適用で処方しても高額なので注意が必要です．漢方薬は薬局で求めても手頃です．　　　　　（新見）

働く人の急性下痢

ファーストチョイス

過食後の下痢・腹部膨満感

強い腹痛

▼【漢方ビギナー】 水のアンバランス

　水のアンバランスを漢方では水毒と呼びます．水毒にもっとも頻用の漢方薬が五苓散⑰です．下痢，むくみ，嘔吐などはわかりやすい水毒の症状です．一方でめまい，頭痛，胃腸炎，二日酔い，暑気あたりなども水毒と説明されます．最初は五苓散⑰で楽になる症状や訴えを水毒と理解するとわかりやすいです．　　　　　　　　　　　　　　　　　　　（新見）

88002-896 JCOPY

五苓散 ❶

五苓散❶は，沢瀉，猪苓，茯苓，蒼朮が含まれ，水の
アンバランスを是正する漢方薬です．

半夏瀉心湯 ❶

半夏瀉心湯❶は，止瀉作用，鎮嘔作用に加え，消化管
粘膜障害に対する修復作用があります．

桂枝加芍薬湯 ❻

強い腹痛を伴う下痢の場合には，桂枝加芍薬湯❻に含
まれる芍薬＋甘草の組み合わせによる鎮痙作用が奏功
します．

♥【漢方ビギナー】 半夏瀉心湯❶と小柴胡湯❾は親戚

半夏瀉心湯❶は半夏，黄芩，乾姜，甘草，大棗，人参，黄
連の7つの生薬からなる漢方薬です．黄連を柴胡，乾姜を生
姜にすると小柴胡湯❾です．乾姜は湯通しをした生姜ですの
でほぼ同一です．つまり黄連と柴胡の違いで保険病名がまっ
たく異なるのです．半夏瀉心湯❶は胃腸炎から下痢，口内炎
まで消化管全体に有効です． （新見）

働く人の慢性下痢

お腹がゴロゴロ

冷えを伴う下痢

胃腸虚弱

慢性下痢とは？

　慢性下痢とは，4週間以上下痢が持続するものをいいます．特に機能性下痢である場合には，発現している症状に応じて漢方薬を使い分けるとうまくいきます．悪心，嘔吐，食欲不振，お腹がゴロゴロする場合には，半夏瀉心湯❶が有効です．胃排出促進作用，鎮嘔作用，消化管粘膜障害に対する修復作用，止瀉作用，抗炎症作用などがあります．　　　（三上）

半夏瀉心湯 ⑭

半夏瀉心湯⑭は，黄連や黄芩など 7 つの生薬を含みます．黄連には整腸作用や抗菌作用が，黄芩には抗炎症作用があります．

真武湯 ㉚

真武湯㉚は，茯苓，蒼朮を含み，水分バランスを整えるとともに，附子の働きで体を温めます．

人参湯 ㉜

人参湯㉜は甘草乾姜湯（甘草＋乾姜）に蒼朮と人参を加えた漢方薬で，乾姜に強く温める作用があります．

温めるなら？

　冷えが基本にある場合には，真武湯㉚や人参湯㉜が有用です．真武湯㉚は，身体機能が全般的に低下し，新陳代謝が悪い状態に処方します．泥状便に適応があります．人参湯㉜は消化機能低下に対する代表的な漢方薬で，乾姜が含まれ身体を温めますが，附子は含まれないため，とても胃腸が弱い方にも向いています．気長に長期間使います．　　　　　（三上）

働く人の
過敏性腸症候群（IBS）

突然の便意

便秘も起こる

いつも下痢してる

トイレに行きやすい環境を

　過敏性腸症候群の人は便意をいつ催すかが不安なために電車に乗れないこともあります．駅のトイレの場所を逐次把握しています．そんな従業員にはまず安心を担保するために，トイレの近くでいつでもトイレに行きやすい環境をセットアップしましょう．トイレにいつでも行けるという安心感だけで症状が落ちつくこともあります．　　　　　　（新見）

88002-896 JCOPY

桂枝加芍薬湯 ❻⓿
けい し か しゃくやくとう

桂枝加芍薬湯❻⓿には芍薬＋甘草による鎮痙作用があります．桂皮を含むので，精神的にも落ちつきます．

桂枝加芍薬大黄湯 ⓬⓭⓸
けい し か しゃくやくだいおうとう

桂枝加芍薬湯❻⓿に大黄を加えたものが桂枝加芍薬大黄湯⓬⓭⓸です．桂皮や生姜に温める作用があり，便秘も解消します．

真武湯 ❸⓿
しん ぶ とう

真武湯❸⓿は茯苓と蒼朮により過剰な水分を取り除き，附子の温熱効果で水分の排泄を促進します．

♥【漢方ビギナー】 真武湯❸⓿の保険病名

真武湯❸⓿の保険病名は「新陳代謝の沈衰しているものの次の諸症：胃腸疾患，胃腸虚弱症，慢性腸炎，消化不良，胃アトニー症，胃下垂症，ネフローゼ，腹膜炎，脳溢血，脊髄疾患による運動ならびに知覚麻痺，神経衰弱，高血圧症，心臓弁膜症，心不全で心悸亢進，半身不随，リウマチ，老人性瘙痒症」となっています．驚きの広範囲です． （新見）

断れない宴会に
（二日酔い・カラオケ対策など

飲む前に

二日酔いに

カラオケ後の声がれ

二日酔いは不明が多い

　二日酔いはアルコールの過剰摂取により生じます．従来，アルコールの中間代謝物であるアセトアルデヒドの蓄積により発症するという説が唱えられていましたが，現在まで，二日酔いの人の血液中のアセトアルデヒド量が増えているという報告はほとんどありません．このように病態がよくわかっていない症状に対して，漢方薬は多用されてきました．　（三上）

88002-896 JCOPY

黄連解毒湯 ⑮

黄連解毒湯⑮は黄連と黄芩を含む瀉心湯類で，さらに黄柏，山梔子が冷やします．がっちりタイプの方向けです．

五苓散 ⑰
or 半夏瀉心湯 ⑭

五苓散⑰は水のアンバランスを是正する利水剤の代表で，水分代謝を円滑にします．半夏瀉心湯⑭は胃腸調整の代表的漢方薬で，消化管粘膜障害を治します．

麦門冬湯 ㉙

麦門冬湯㉙は気道の滋潤作用に優れた漢方薬で，声がれにも有用です．過量投与で心配な生薬は1つもないので，1度に2～3包飲んでも問題ありません．甘草の量も短期投与ならほぼ問題になりません．

飲酒前にも後にも漢方薬

　黄連解毒湯⑮は，古来中国でその「解毒作用」に期待して使われてきました．アルコールは熱性の高い飲料であると考えられ，よって，飲酒過多になると熱が生ずることから，4種類の生薬の冷やす作用が期待されました．二日酔いは，水分のアンバランス状態であるため，五苓散⑰や半夏瀉心湯⑭などを適宜用います．　　　　　　　　　　　　　　　　(三上)

中高年の食べすぎ・
飲みすぎ・肥満

ファーストチョイス

ストレスによる
暴飲暴食

動脈硬化症もあり

BMI と肥満

　基本的に年に 1 回行われる健康診断では，身長と体重から肥満を判断します．WHO 基準では BMI（体重÷身長÷身長）が 30 以上で肥満ですが，日本では 25 以上で肥満と定義されています．肥満の方に痩せろと指導することはできますが，実際に痩せる人はまずいません．漢方薬が痩せる動機付けになることを願っています．　　　　　　　　　　　（新見）

88002-896 JCOPY

防風通聖散 ㉒
防風通聖散㉒は 18 種類の生薬を含む漢方薬で，発汗，利水，血行促進，瀉下作用などを示し，代謝を亢進します．

大柴胡湯 ⑧
大柴胡湯⑧は柴胡と黄芩を含み，また大黄も含有します．瀉下作用をメインにしている漢方薬以外で大黄が入っていると，がっちりタイプ向けになります．

釣藤散 ㊆
釣藤散㊆に含まれる釣藤鈎，麦門冬，半夏がイライラや高血圧にも有効です．

♥【漢方ビギナー】 漢方らしくない命名

　市販用の漢方薬でもっとも売れているのは防風通聖散㉒です．ナイシトールも実は内容は防風通聖散㉒です．使用頻度が高いため，肝機能障害などの副作用も多数報告されています．肥満に使用されているコッコアポＧやビスラットゴールドも，実は大柴胡湯⑧です．ただし，漢方薬だけで痩せる人は稀で，摂取カロリーの制限が不可欠です．　　　（新見）

高血圧随伴症状
（のぼせ・頭痛・イライラなど

> ### がっちりタイプ

> ### 華奢タイプ

> ### 肩こり・耳鳴り

つらい随伴症状に

　高血圧に降圧薬を使用していても，随伴症状の対策がなされていないことも多く，漢方薬はよい適応となります．肩こりや耳鳴りの緩和には，釣藤散㊼が役立ちます．主薬の釣藤鈎に循環改善作用や中枢神経抑制作用があるため，高血圧そのものの改善につながるほか，清熱作用をもつ石膏によって慢性的な頭痛や頭重感の改善も期待できます．　　　（三上）

黄連解毒湯 ⑮

黄連解毒湯⑮を連続投与する場合には1回1包を1日3回まで，2週間以内を目安とします．

抑肝散加陳皮半夏 (83)

抑肝散(54)に健胃作用のある陳皮と鎮嘔作用のある半夏を追加したものが抑肝散加陳皮半夏(83)です．当帰も含むので古血の溜まりを除く効果もあります．

釣藤散 ㊼

釣藤散㊼では石膏と釣藤鈎に，体を冷やし気を鎮める働きがあります．

体格による使い方

高血圧の随伴症状は人によってさまざまです．降圧剤で改善されない症状には，いろいろな漢方薬を試してください．がっちりタイプと華奢タイプは処方選択のヒントです．漢方的には実証と虚証と表現します．外見はがっちりタイプ（実証）に見えても実は虚証な人も存在しますし，その逆もありえます．杓子定規にならず柔軟に対応しましょう．（新見）

糖尿病随伴症状
（多飲多尿・頻尿・しびれなど

多飲多尿・頻尿

下肢のしびれ

冷　え

加齢による変化に八味地黄丸❼

　糖尿病の随伴症状としてよくみられるものには，口渇，多飲多尿，頻尿，全身倦怠感，気力喪失，上下肢のしびれなどがあります．このような症状に対しての第一選択は八味地黄丸❼です．初老期の諸々の訴えに用いる漢方薬で，加齢に伴う変化や下半身機能の低下に対して有効です．　　　　（三上）

八味地黄丸 ❼

八味地黄丸❼は地黄を多く含み，全身倦怠感や気力喪失にも有用ですが，地黄の副作用として胃腸障害があるため，胃腸が丈夫でないと長く続けられません.

牛車腎気丸 ⓴

牛車腎気丸⓴は八味地黄丸❼の地黄を減量し，利尿作用のある牛膝と車前子を加えたもので，附子の量も2倍に増量されています.

当帰四逆加呉茱萸生姜湯 ㊳

当帰四逆加呉茱萸生姜湯㊳は，細辛，呉茱萸，生姜，桂皮，当帰といった生薬の働きにより，手足の冷えを改善し，温める効果があります.

💙【漢方ビギナー】 三文字生薬

当帰四逆加呉茱萸生姜湯㊳は当帰四逆湯(エキス剤にナシ)に呉茱萸と生姜を加えたものです．生薬の多くは2文字ですから3文字の生薬を覚えれば，あとは簡単です．延胡索，麻子仁，炙甘草，威霊仙，茵蔯蒿，何首烏，栝楼根，栝楼仁，香附子，金銀花，五味子，山梔子，山茱萸，車前子，桑白皮，釣藤鈎，麦門冬，天門冬，牡丹皮，薏苡仁などです．（新見）

術後の体力低下

PS0〜1

PS1〜2

仕事を労働者に適合させる

　国際労働機関（ILO）第161号条約（日本未批准）の第1条では，「作業の労働者の能力への適合」と記載されており，「労働者の能力の作業への適合」とは規定されていません．そのため，何らかの状況で社員が以前と同様に働けなくなった時には，会社は当該社員が勤務を継続できるように配慮することが国際的な原則となります．　　　　　　　　　（三上）

88002-896 JCOPY

補中益気湯 ㊶

補中益気湯㊶は基本的な体力回復剤で，気力をつける
働きもあります．

十全大補湯 ㊽

十全大補湯㊽は術後の貧血を伴う体力回復や，化学療
法後などにも役立ちます．

がんサバイバーの就労を支援する

就労禁止となる条件

　一方，労働安全衛生規則第61条では，事業者に一定の条
件に該当する者の就労を禁止させています．例えば，伝染病
に罹患した場合，心臓・腎臓・肺などの疾患で労働により病
勢が著しく増悪するおそれのある場合などです．いずれの場
合も決定に際して，産業医その他専門の医師の意見を聴取す
ることが規定されています．　　　　　　　　　　　　（三上）

がんサバイバーの気力低下

ファーストチョイス ━━

しびれを伴う ━━

胃腸虚弱を伴う ━━

復職時の漢方薬活用法

　がんサバイバーの方の復職時には，後押しが必要なのか，セーブが必要なのかを見極めます．気力や体力不足には参耆剤が有効です．早期復帰に焦っておられる場合には，十分にサポートをして無理のない勤務をうながすとともに，不安やイライラがあれば漢方薬を勧めましょう．化学療法や放射線療法後，副作用の症状緩和にも漢方薬が使えます．　（三上）

加味帰脾湯 ⒒

加味帰脾湯⒒は参耆剤であり，酸棗仁，竜眼肉，遠志，茯苓，大棗による精神安定作用もあります．

牛車腎気丸 ⒓

牛車腎気丸⒓は八味地黄丸❼の附子量を増やし，利尿効果のある牛膝と車前子を加えたものです．

六君子湯 ⓸

六君子湯⓸は人参，茯苓，蒼朮，甘草を含む四君子湯❼類であり，食欲や気力がない状態に有効です．

がんサポートの実際

　がん診療に造詣が深い産業医は多くはありません．表面的なきれい事を並べても実際にがんサバイバーの方が働ける環境を整えるのは実はハードルが相当高いのです．将来の自分事と思い，会社全体でお互いに助けあえる範囲でサポートすることしかできません．会社の経営的な体力にも影響されます．産業医として限界を感じる領域です．　　　　　（新見）

がんサバイバーの就労継続

ファーストチョイス ―

胃腸虚弱 ―

しびれや疼痛 ―

復職時に生じる諸問題

　就業適性があるという判断は，労働者が健康を確保しなが
ら仕事を続けられることを意味します．しかしながら，病気
からの復職では，就業制限や配置転換を伴うことも少なくあ
りません．多くの場合，収入の減少，キャリア形成の遠回り，
新たな人間関係，新たな仕事の習得などの問題が発生するこ
とも知っておく必要があります．　　　　　　　　　　（三上）

88002-896 JCOPY

補中益気湯 ❹

補中益気湯❹がない時は，他の参耆剤（例えば十全大補湯❹，人参養栄湯⓱，加味帰脾湯⓭，帰脾湯❻など）で代用可能です．

六君子湯 ❹

がんサバイバーに大切なことは栄養補給です．特にタンパク質の補給が大切なので，六君子湯❹を飲んでもらい，肉類の摂取を勧めます．

牛車腎気丸 ⓱（＋附子）

牛車腎気丸⓱単独で効果不十分であれば，附子の追加を試します．追加する附子は保険適用医薬品でのみ，扱われています．

がんサバイバーの就労を支援する

判断はあくまで医学的に，慎重に

　復職時には，復職プログラムなどを実施して回復状況を判断します．健康を回復できていなければ，元の職場への復職は難しく，配置転換や休職延長などを余儀なくされます．労働協約に照らし合わせての解雇などもあります．産業医はあくまで医学的な判断を求められますが，根拠のない判断は訴訟リスクを大きくしますのでご注意ください．　　　　　（三上）

働く人の入眠困難

疲れて眠れない ——

不安で眠れない ——

興奮して眠れない ——

産業医がするべき配慮

　不眠症とは，過剰ストレスによる自律神経失調状態も一因なので，原因究明が重要です．業務起因性であれば，状況を十分に聴取し，組織的な問題がある時は本人の了解を得た上で，上長や人事と相談し解決策を検討します．個人的な問題であっても会社によっては福利厚生制度の一環で相談窓口を設置していることもあるので，把握しておきましょう．　（三上）

88002-896 JCOPY

酸棗仁湯 ⑩

酸棗仁湯⑩は抗ストレス効果の高い酸棗仁を多く含みます．また，知母に清熱作用，滋潤作用があります．

加味帰脾湯 ⑬

加味帰脾湯⑬は就寝前の頓服でも有効ですし，不思議なことに毎食前に内服しても熟眠感が増します．毎食前と就寝前の 4 回の内服も可能です．

柴胡加竜骨牡蛎湯 ⑫

柴胡加竜骨牡蛎湯⑫は鎮静効果を示す竜骨，牡蛎を含み，のぼせを解消する桂皮も含まれるため，興奮を抑えて落ちつかせることができます．

働く人のメンタルを支援する

漢方薬なら長期投与もできます

　不眠症はその状態に応じて，入眠困難，中途覚醒，早朝覚醒に区分されます．睡眠導入剤の服用で良好な睡眠が得られたとしても，薬剤投与を中止すれば再発します．ストレスが原因であれば，短期解決は難しいでしょう．漢方薬には長期投与可能なものも多く，まずは「体質改善のためのサポート」をするのによい適応です．　　　　　　　　　　　　　（三上）

不安が原因？　中途覚醒

ファーストチョイス

がっちりタイプ

華奢タイプ

よく寝るためにまず大切なこと

　睡眠薬の使用を勧める前に，良質な睡眠を得るためにできることを認識してもらいましょう．①就寝の直前までPC作業やスマホをしない，②夕方以降のカフェイン摂取を控える，③寝室の照度，温度，湿度，騒音を調節する，④就寝前に入浴して身体を温める，などを実践します．漢方薬の服用が，それらの意識を高めるきっかけになることもあります．　（三上）

88002-896 JCOPY

抑肝散 ❺❹

抑肝散❺❹に含まれる釣藤鈎が神経の高ぶりを抑え，当帰と川芎が血行をよくします．

大柴胡湯 ❽

大柴胡湯❽は枳実，芍薬，大黄の胃腸機能改善作用，緊張緩和作用，瀉下作用でストレスによる不安を解消し，良好な睡眠につなげます．

桂枝加竜骨牡蛎湯 ㉖

抑肝散❺❹や大柴胡湯❽，柴胡加竜骨牡蛎湯⓬には柴胡が入っているので，華奢な人が飲みにくいことがあります．そんな時には桂枝加竜骨牡蛎湯㉖です．

副交感神経優位になるためには？

通常，仕事モードでは交感神経が優位です．帰宅しても仕事のことが気になっている限り交感神経緊張状態が持続します．音楽を聴く，映画やテレビを観る，趣味にいそしむ，ペットと遊ぶ，などは緊張状態を解除します．また入浴すると，1度温まった身体を冷まそうとする時に副交感神経が優位になるため，入眠しやすくなります．　　　　　　　　（三上）

早朝覚醒・シフト勤務の睡眠

ファーストチョイス ——

すごく華奢な人 ——

睡眠薬の作用

　早朝覚醒は，概日リズム睡眠障害の１つである睡眠相前進症候群でもみられることがあります．また，シフト勤務での睡眠でも同様の状態が起こります．睡眠薬の依存形成や持ち越し効果を避けたい方は多く，メラトニン受容体作動薬（ラメルテオン）やオレキシン受容体拮抗薬(レンボレキサント，スボレキサント）がよく使用されます．　　　　　（三上）

88002-896 JCOPY

加味帰脾湯 ㊲

加味帰脾湯㊲は加味逍遙散㉔を参考剤にしたイメージです．不定愁訴や自律神経失調症などにも有効です．

帰脾湯 ㉕

加味帰脾湯㊲から柴胡と山梔子を抜いたものが帰脾湯㉕です．加味帰脾湯㊲が胃に障る時は帰脾湯㉕を勧めます．

仕事に問題なければ OK

加齢に伴って熟眠感が減り，早朝に目が覚めることは多くの人にみられることです．トイレに起きてその後眠れなくなることも珍しくありません．仕事に問題がなければ薬物で介入する必要はありません．睡眠時無呼吸症候群があればマウスピースや CPAP の装着で熟眠感が得られます．労働者の仕事の能率を聞いて，対応すれば良いと思っています．（新見）

抑うつからの復職

動悸・神経質

不安・不眠

喉のつかえ感

産業医の役割

　産業医が会社から雇用されている以上，産業医の仕事は会社が必要としている労働者の離職を防ぐことです．また，ある会社で必要な人でも別の会社で雇用があるとは限らず，離職は労働者の困窮にも繋がりかねません．雇用の流動性は政治の課題であって産業医の仕事ではありませんが，困っている労働者を漢方薬でサポートすることはできます．　（新見）

桂枝加竜骨牡蛎湯 ㉖

桂枝加竜骨牡蛎湯㉖に含まれる桂皮，竜骨と牡蛎が気を鎮めます．自信喪失に起因する諸症状や神経過敏に有効です．

加味帰脾湯 ⑬⑦

抑うつ気分は周囲に伝播します．みんなで復職をサポートすることが大切ですので，周囲も加味帰脾湯⑬⑦を飲んでチームで頑張りましょう．

半夏厚朴湯 ⑯

加味帰脾湯⑬⑦に加えて，半夏厚朴湯⑯を飲むことも有効です．チームでいろいろ漢方薬にトライしてください．

心理的負担を負うのは本人だけではない

　メンタル不調からの復職時には十分な準備をしても，本人，チーム，上長がともに大きな心理的負担を負います．互いに気を使いすぎて気疲れすることも少なくありません．抗うつ薬や抗不安薬，睡眠導入薬などが継続使用されることが多いと思いますが，漢方薬は，復職後の従業員や周囲が自信を取り戻すサポートに役立つと考えています．　　　（三上）

適応障害での就労

ファーストチョイス ━━━━━

パニック時の頓用 ━━━━━

職場の適応障害とは

　職場の適応障害は，業務や人間関係に対して適応すること
ができずに，感情や行動面に症状をきたす病態です．業務に
対応できないことへの過剰な心配が，背景にあります．対応
としては心理的苦悩や混乱をおさえるために，負荷を軽減し
落ちつかせるとともに，周囲のサポートを得られるように環
境調整をします．　　　　　　　　　　　　　　　　　（三上）

88002-896 JCOPY

加味帰脾湯 ⓖ

職場のストレス関係の訴えに，加味帰脾湯ⓖは頻出です．適応障害が長期にわたっている時は，ある程度の期間内服する必要があります．（効かないからとすぐにやめないように！）

甘麦大棗湯 ⓖ

甘麦大棗湯ⓖは甘草（甘味料），小麦（コムギ），そして大棗（ナツメ）というほぼ食材 3 成分からなる漢方薬です．これが頓服で結構効果があることが不思議ですが，効きますよ．食材なので何回飲んでも OK です．

♥【漢方ビギナー】　心の参考剤

　西洋医学的にも治療が難しい適応障害ですが，補完医療的に漢方薬は有効です．心の疲れで症状が悪化する時には加味帰脾湯ⓖが効きますので西洋医学的治療に併用します．甘麦大棗湯ⓖはパニック発作時にも有効ですので，適応障害がひどくなる時などに頓服で使用します．加味帰脾湯ⓖがない時は他の参考剤でも代用可能です．　　　　　（新見）

発達障害での就労

| ファーストチョイス | ── |

| 女性なら | ── |

会社全体の健康管理

　産業医の仕事は会社全体の健康管理と思っています．発達障害にはいろいろな病態が含まれています．発達障害によって，周囲に相当な迷惑をかけている時には会社のために対処が必要です．本人の才能を見いだして適材適所に配置できるのが理想ですが，なかなか現実はそのようには進みません．人事担当者の難しい仕事の1つでしょう．　　　　　（新見）

88002-896 JCOPY

小建中湯 ⑨⑨

建中湯類には小建中湯⑨⑨，当帰建中湯⑫③（小建中湯⑨⑨＋当帰），黄耆建中湯⑨⑧（小建中湯⑨⑨＋黄耆），そして大建中湯⑩⓪があります．すべてアメが入っています．

当帰建中湯 ⑫③

当帰建中湯⑫③の組成には膠飴が入っていませんが，賦形剤が乳糖ではなくアメ粉なのです．

小建中湯⑨⑨の不思議

　産業医としては介入しにくい発達障害ですが，僕はまず小建中湯⑨⑨を勧めます．小建中湯⑨⑨は芍薬，桂皮，大棗，甘草，生姜の 5 種類の生薬構成で，そこに膠飴が加わっています．5 種類ともがいろいろな漢方薬で頻用されている生薬ですが，なぜか小建中湯⑨⑨が特に子どもの発達障害には有効です．大人でも試してみましょう．　　　　　　　　（新見）

働く人の
インターネット依存

業務に支障なければ

支障があれば

適材適所が大切

　インターネットに依存していても会社の業務に支障がなければ放置で問題ありません．産業医は会社の労働力としての個人の健康には介入しますが，人生には介入しません．どんな趣味をもとうが，会社に不利益がなければ OK です．むしろインターネット関係の部署に移動させて，会社も本人もハッピーになった例はあります．　　　　　　　　　（新見）

過度な依存症は治療が必要です.
精神科の専門医を
うまく紹介しましょう.

放置

犯罪性のある依存症以外は職場に無害であれば, 放置
で OK と思っています.

加味帰脾湯 ❸❼

依存から脱却するには周囲の理解と本人の気力の維持
が必要です. その気力の維持に実は加味帰脾湯❸❼が有
効なのです.

気力を保つサポートにない

インターネット依存で就業に支障がある場合は, 会社を辞
めるか, インターネットへの依存を仕事に影響がない範囲に
抑えるかを相談します. 依存から脱却する意思を保てない時
には加味帰脾湯❸❼の長期内服が効果的です. 依存をコント
ロールできない人は会社にとっては負担です. 漢方薬にも当
然に限界はあります. (新見)

　産業医は従業員との面談を実施する場面が数多くあります．ストレスチェック後の高ストレス者面談，長時間労働者面談，健康診断後の事後措置としての面談，メンタルヘルスや体調を損ねた場合の面談など，多岐にわたります．面談に際しては，まず，「なぜこの面談が必要か」「どういった目的か」「面談の進め方」などに関して，きちんと説明を行い，来談者に納得していただくことから始めます．しかし「業務命令」のような形で，上から無理やり面談を強制された場合は，「早く終わって仕事に戻ろう」という意識にとらわれていることも少なくありません．あらかじめ Power Point で説明用のスライドセットを何枚か作っておき，それを中心に説明するとよいと思います．スライドがあれば，耳からの情報だけではなく，目からの情報もあって，よりわかりやすく効率的ですし，アイコンタクトを避けたい面談者だとわかれば，互いの顔を見ることを避けるツールとしても有効です．

　面談はプライバシーが担保される個室で行います．正対すると緊張感が生じますので，できれば 90 度の位置に座りましょう．担当業務内容や社歴，勤務状況や健診結果など，事前情報はできるだけ入手しておきます．特に残業時間が長い場合などでは，あらかじめ，なぜ残業が必要なのかという理由を具体的な業務内容とともに把握しておけば，挨拶後から，「○○プロジェクトのご担当とお聞きしました．会社肝いりの新規プロジェクトで，前例がない分，試行錯誤も必要でお忙しいのでしょうね……」といった導入で，一気にアイ

スブレイクができ，当該従業員も「この人は自分のことを知ろうとしてくれている」「話をきいてくれるかもしれない」といったプラスの印象をもつことができます．

　続いて，どのような問題点があるのかをさらに具体的に把握していきます．時間設定は1人15～30分程度と決して長くないことが多いため，最も重要な問題点の検討を中心に，効率よく進められるようにします．面談終了後には，どのような事後措置が必要かを検討し，産業医の意見書として会社に提出します．なお，これは企業人としての人生を左右する重大な判断となりうる可能性があるのでくれぐれも慎重に行ってください．

　なお，事業者は従業員と労働契約を結んだ以上，業務起因性の疲労や心理的負荷により健康を損なわないよう配慮する義務を負っています（安全配慮義務）．そして産業医の役割は，事業者を補助することですので，産業医にも安全配慮義務は課せられます．具体的には，労働者の健康診断，職場巡視，ストレスチェックなどを実施するとともに，事後措置や面談を通じて労働者の健康状態を把握し，事業者に意見や提案を出すことが職務です．産業医が自ら診療を行うと，主治医との線引きがあいまいになり，客観的な立場で判断できなくなることから，産業医による診察は避けるべきであることに留意しましょう．　　　　　（三上）

月経前症候群（PMS）

多愁訴

むくみ・頭痛・めまい

冷え・生理不順

ピルと併用も OK，妊活中も OK

PMS は月経前の黄体期に現れ，易刺激性，不安，情緒不安定，抑うつなどの精神症状や，乳房痛，頭痛，むくみなどの身体所見を主訴とします．婦人科での治療はカウンセリングのほか，対症療法が主体となります．漢方薬は低用量ピルなどと併用することもでき症状緩和に有効です．漢方薬には排卵抑制作用がないため，妊活中にも使えます．　　　（三上）

88002-896 JCOPY

> 下記で効かない時は
> 婦人科の受診を勧めてください.

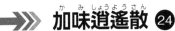

加味逍遙散 ㉔

加味逍遙散㉔の「逍遙」とはフラフラという意味合いで, フラつくような訴えをする人にいろいろ有効ということです.

五苓散 ⑰

五苓散⑰は水のアンバランス（水毒）に第一選択の薬です. サイエンスが進歩する前にはいろいろな訴えを水毒によるものと推測していました. そしてそんな訴えに五苓散⑰が有効でした.

当帰芍薬散 ㉓

当帰芍薬散㉓は水毒を治す生薬（茯苓, 蒼朮, 沢瀉）と四物湯㊼（地黄, 芍薬, 川芎, 当帰）から地黄を抜いたものを含んでいます.

女性の就労を支援する

【漢方ビギナー】 漢方薬を探すことを楽しむ

　女性ならではの不調は西洋医学が進歩する前から存在しています. ですから漢方薬が有効である可能性があります. PMS では加味逍遙散㉔を常時内服し, 生理前の PMS 症状がひどい時には抑肝散㊿を追加します. 最初から当てようと思わずに, 有効な漢方薬を探そうと思えば, いずれ症状が楽になる漢方薬に巡り合います.　　　　　　　　　　　　　（新見）

のぼせ・ホットフラッシュ

がっちりタイプ	━━━

華奢タイプ	━━━

上記で効かない	━━━

のぼせに効くのは？

　のぼせには，瀉心湯類（黄連＋黄芩）を用います．黄連解毒湯⑮，三黄瀉心湯⑬などが気を鎮める漢方薬です．ちなみに，微熱が持続するホットフラッシュを伴う更年期障害で，加味逍遙散㉔や桂枝茯苓丸㉕が無効であった患者に，黄連と黄芩を含む女神散㉖が奏功した経験が私はあります．（三上）

桂枝茯苓丸 ㉕

桂枝茯苓丸㉕は桃仁，牡丹皮が古血の溜まり（瘀血）を解消し，桂皮がのぼせを取り除きます．

桂枝加竜骨牡蛎湯 ㉖

桂枝加竜骨牡蛎湯㉖に含まれる桂皮には，気を鎮める作用のほか，発汗・解熱作用，鎮痛作用などがあります．

女神散 ㉗

女神散㉗は黄連による冷やす作用のほか，桂皮がイライラに有効です．香附子も含むため，ウツウツ気分にも有効です．

【漢方ビギナー】駆瘀血剤とは

　女性ならではの訴えには駆瘀血剤が有効な可能性が高いのです．瘀血とはあえて現代的な言い方をすると古血の溜まりです．打撲の青あざや月経血のイメージです．そんな訴えを治すグループが駆瘀血剤で，桃仁，紅花，大黄，当帰の2つ以上を含む漢方薬が該当します．まずは駆瘀血剤で治る症状を瘀血と考えると，整合性がとれます．　　　　（新見）

オフィスの冷房病

ファーストチョイス ━━━━━

手足が冷たい・頭痛 ━━━━━

腹痛・下痢 ━━━━━

冷房病の真実

　冷房による訴えは実は奥が深いのです．冷房が苦手でも，冬の寒さには耐えられる人が少なからずいます．冷房病は特に，会社で冷房温度をコントロールできない弱い立場の人に起こります．上司への不満の表れの1つが冷房病です．外勤で会社に戻った人が涼しい空間を欲するのは当然のことです．そんな目線で作業環境管理を行いましょう．　　　　（新見）

88002-896 JCOPY

≫ ## 柴胡桂枝乾姜湯 ⓫

柴胡を含む漢方薬で，温める生薬である乾姜を含むエキス剤は柴胡桂枝乾姜湯⓫だけです．冷え症のいろいろな訴えに実は有効です．

≫ ## 当帰四逆加呉茱萸生姜湯 ㊳

当帰四逆加呉茱萸生姜湯㊳に含まれる呉茱萸は特に苦い生薬ですが，苦いと言い含めて勧めます．そして「そんなには苦くない」と言われたら，体質に合っているので，有効なことが多いです．

≫ ## 人参湯 ㉜　or　真武湯 ㉚

人参湯㉜は乾姜，真武湯㉚は附子で温めています．まずどちらかをトライして，効かない時は変更しましょう．

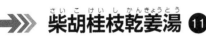
【漢方ビギナー】温める生薬

　冷えによる訴えに対応するのは，西洋薬よりも漢方薬が得意です．しもやけなどに代表される手足の冷たさには当帰四逆加呉茱萸生姜湯㊳がよい適応です．ところが，当帰四逆加呉茱萸生姜湯㊳は温める生薬の代表である附子と乾姜をどちらも含んでいません．生薬の呉茱萸に温める効果があり，呉茱萸は冷えから生じる頭痛にも有用です．　　　　（新見）

膀胱炎

尿量を増やす

膀胱炎をくり返す

胃が弱く，
冷えもある

再発予防にも

　細菌性膀胱炎は，頻尿，尿意切迫，排尿痛，下腹部痛など
を呈し，診断は尿の分析と培養に基づきます．抗菌剤の投与
による治療が行われ，漢方薬は対症的に症状の軽減に利用で
きます．急性期の治療は抗菌剤が中心ですが，尿量を増やし，
尿で膀胱をウォッシュアウトすることも，再発予防も含め有
用な手段であり，その目的で猪苓湯❹が有効です． （三上）

猪苓湯 ❹

猪苓湯❹は利水作用のある猪苓，茯苓，沢瀉を含むほか，消炎・利尿作用のある滑石も含まれています．

猪苓湯合四物湯 ⓬

猪苓湯合四物湯⓬は猪苓湯❹の消炎・利尿作用に加え，四物湯❼による冷えの改善も期待できます．

清心蓮子飲 ⓫

清心蓮子飲⓫には水のアンバランスを取り除く茯苓，消炎・利尿作用のある車前子，胃腸への負担を軽減する人参や黄耆が含まれています．

繰り返す膀胱炎には

　感染を繰り返す症例では，尿量を増やし感染しにくい状態を維持するのに，猪苓湯合四物湯⓬が有用です．猪苓湯❹と四物湯❼を合わせた漢方薬ですが，血行をよくして冷えを軽減する作用もあります．胃が弱く，冷えが強い時には，胃腸にやさしい清心蓮子飲⓫が有効です．　　　　　（三上）

腰痛症

慢性腰痛

中高年の腰痛

筋力回復の準備

食べられることの大切さ

　筋力低下や脊柱の変形，骨粗鬆症などが原因となり，腰痛をきたすことがあります．筋力低下を防ぐためには，タンパク質などの栄養を十分に摂取し，その栄養を広くいきわたらせる必要があります．そのためにも消化吸収機能をしっかりと整えることが重要で，六君子湯㊸は有用です．　　　（三上）

88002-896 JCOPY

高齢者の就労は『高年齢労働者のための転倒・転落事故防止マニュアル』(日本転倒予防学会監修, 新興医学出版社刊) に詳しい情報があります!

疎経活血湯 ㊾

疎経活血湯㊾は四物湯㊲に桃仁, 蒼朮, 茯苓などが追加され, 全身の血の巡りをよくする漢方薬です.

牛車腎気丸 ⑩⑦

牛車腎気丸⑩⑦は中高年の腰部や下肢の脱力感, 冷え, しびれなどに有効です.

六君子湯 ㊸

六君子湯㊸で食欲を増して肉類を食べてもらい, 筋肉量を増すと, 腰痛がよくなることがしばしばあります. 気長に (1年ぐらい) トライします.

高齢者の就労を支援する

♥【漢方ビギナー】 漢方薬は食事と西洋薬の中間

漢方薬は食事と西洋医学の中間的なイメージです. 西洋薬は悩めば飲まない, 漢方薬は悩めば飲むのです. そして漢方薬の内服と同じく食事への気配りも必要です. 腰痛は筋力低下で発症・悪化しますので, 高タンパク質の食事が大切です. 肉の塊を食べると腰痛が軽快する人は少なくありません.

(新見)

気力・体力の低下

ファーストチョイス ▬▬

貧血・体力不足 ▬▬

上記で効かない時 ▬▬

気力・体力を後押し

　高齢者の慢性易疲労状態には，気力と体力の不足を補う漢方薬が有効なことが多いです．補中益気湯㊶はその代表的な漢方薬です．陳皮を含み胃腸が弱っている時にも有効です．食欲不振には六君子湯㊸が頻用ですが，小建中湯㊚も使えます．桂枝加芍薬湯㊿に膠飴を加えた子どもに特効の漢方薬です．大人にも試しましょう．　　　　　　　　　　　（三上）

88002-896 JCOPY

補中益気湯 ㊶
補中益気湯㊶の「中」とは消化機能のことで，消化機能を補って，気力を益すという意味が込められています．気力を増す参耆剤のファーストチョイスです．

十全大補湯 ㊽
十全大補湯㊽は人参と黄耆を含む参耆剤の代表的漢方薬の1つで，貧血と体力不足の両方に効果があります．

小建中湯 ㉚
小建中湯㉚は芍薬と甘草が含まれるため，鎮痙作用が見込まれ，冷えなどが起因となる腹痛や食欲不振に，特に有用です．

高齢者の就労を支援する

🔰【漢方ビギナー】 達人の技をちょっと紹介

　高齢者に小建中湯㉚を使うのは達人の技です．小建中湯㉚は子どもに使うことが多いからです．同じように女性に使用頻度が高い加味逍遙散㉔，桂枝茯苓丸㉕，当帰芍薬散㉓などを男性に使えるようになると，漢方薬の使用法としてはステップアップします．漢方にはサイエンスがないのでクリニカルパールの積み重ねの歴史なのです．　　　　　（新見）

滋養強壮

初老期の訴え

消化機能不良

血行改善

八味地黄丸❼と牛車腎気丸⑩の使い分け

　八味地黄丸❼は代表的な地黄剤であり，下肢の痛み，精力減退，頻尿，勃起障害など腎虚（加齢）にみられる諸症状に有効です．しびれや冷えを主訴とする場合には，牛車腎気丸⑩のほうが奏功する場合もあります．迷ったら八味地黄丸❼から試しましょう．　　　　　　　　　　　　　　　　　　　　（三上）

88002-896 JCOPY

八味地黄丸 ❼
or 牛車腎気丸 ⑩⑦

牛車腎気丸⑩⑦は八味地黄丸❼に利尿作用のある牛膝と車前子を加え，さらに附子を2倍にした漢方薬です．

六君子湯 ㊸
or 補中益気湯 ㊶

六君子湯㊸は胃腸虚弱の基本薬である四君子湯㊆に陳皮と半夏を加えた漢方薬で，上腹部の不定愁訴に有効です．補中益気湯㊶は気力と体力をつけます．

桂枝茯苓丸 ㉕
or 当帰芍薬散 ㉓

桂枝茯苓丸㉕はのぼせがこもるタイプに，当帰芍薬散㉓は水分バランスの改善を行う生薬を3つ含むので冷えに効果があります．

高齢者の就労を支援する

栄養素をいきわたらせよう

フレイルを抑え，元気でいるためには，食事がきちんと摂れることも重要です．六君子湯㊸や補中益気湯㊶などにより消化機能を保ちます．また，栄養素が十分に全身に配られることも重要ですので，血行不良があるケースでは，がっちりタイプに桂枝茯苓丸㉕，華奢タイプには当帰芍薬散㉓を勧めます． (三上)

前立腺肥大症

ファーストチョイス ──

効果増強 ──

前立腺肥大症とは

　前立腺肥大症は，老化による前立腺の肥大に起因して排尿困難，残尿，頻尿，夜間頻尿など下部尿路閉塞症状を呈する疾患です．経尿道的前立腺切除術（TUR-P）が標準治療ですが，α1 遮断薬の投与により排尿障害を軽減できます．漢方薬の場合，手術対象にない患者やα1 遮断薬無効の頻尿患者などに八味地黄丸❼で対応します．　　　　　　　　（三上）

88002-896　JCOPY

八味地黄丸 ❼

前立腺肥大症に対する代表的漢方薬が八味地黄丸❼です．地黄が初老期の諸々の訴えに作用し，山茱萸が滋養強壮効果を発揮します．

牛車腎気丸 ⑩

さらに効果増強のために牛車腎気丸⑩に附子（0.5g～）を追加しても OK です．追加する附子は保険適用医薬品でのみ，扱われています．

🌱【漢方ビギナー】 効果増強！ 附子の使い方

　保険適用の附子は漢方薬と併用で追加可能です．附子を追加すると効果が増加することがあります．附子の副作用は，ドキドキ感，胃腸障害，そして舌のしびれなどです．1日0.5～1.5 g の附子を併用し，副作用が出るまで数週間毎に増量します．そして副作用が出たら，それ未満の附子を長期投与することが効果増強の秘訣です．　　　　　　　（新見）

冷え

上半身の冷え

全身の冷え

手足の冷え

多くの漢方薬は煎じ薬です．構成生薬の1日分の量を600 mL の水に入れて，そして水が約半分になるまで煮出して，それを朝晩または朝昼晩に分けて内服します．現在の漢方エキス剤は，煮詰めてできたエキスを乳糖などの賦形剤に吸着させて顆粒にしています．煎じ薬と較べると，保存や携行，そして内服にも便利です．　　　　　　　　　　　（新見）

麻黄附子細辛湯 ❿

麻黄附子細辛湯❿では細辛と附子が体を温めます．附子により麻黄の副作用が軽減されています．

真武湯 ❸

真武湯❸はむくみを解消し血行をよくすることが期待できます．

当帰四逆加呉茱萸生姜湯 ❸
（＋附子）

当帰四逆加呉茱萸生姜湯❸は温める漢方薬ですが，実は強く温める生薬である乾姜も附子も含まれていません．そこで効果が不十分な時は附子を追加します．追加する附子は保険適用医薬品でのみ扱われています．

▌【漢方ビギナー】 湯・散・丸とは

　煎じ薬は通常〇〇湯と名付けられています．一方で〇〇散というのは構成生薬を粉末にしてまるごと飲み込みます．〇〇丸は散を煉蜜（火を通したハチミツ）で丸状にしたものです．ところがエキス剤では，散や丸も構成生薬を煎じ薬と同じように扱います．そのようなものは正確には〇〇散料，〇〇丸料と呼ばれます．　　　　　　　　　　　　　（新見）

その他さまざまな訴えを支援する

めまい

ファーストチョイス

起立性低血圧

気象病・頭痛

🛡【漢方ビギナー】 終わりの始まり?

煎じ薬は生薬の組合せが自由で,生薬の使用量も加減可能
で,新しい生薬を追加することも可能なため,無限に近い可
能性があります.一方で保険適用エキス剤は148種類から増
える見込みはありません.漢方エキス剤は漢方の進歩におけ
るパラダイムシフトでしたが,これ以上の進歩が見込めない
ので「終わりの始まり」かもしれません.   (新見)

> 急性期や，下記で効果がみられない時は
> 耳鼻科受診を勧めます．

苓桂朮甘湯 ㊴

めまいは水分のアンバランスを治す漢方薬で良くなることがあるので，利水剤を選択します．

半夏白朮天麻湯 ㊲

半夏白朮天麻湯㊲には水のアンバランスを整える沢瀉，白朮，茯苓などと，元気をつける人参と黄耆が含まれています．気長に体力回復を目指して投与します．

五苓散 ㊲

五苓散㊲の組成に過量投与で心配な生薬は1つもないので，1日に6包飲んでも問題ありません．

その他さまざまな訴えを支援する

♥【漢方ビギナー】 選ぶことは簡単！

　エキス剤はパッケージされた商品を選ぶだけですが，煎じ薬は材料のセレクトから始まります．インスタントコーヒーと，マメから工夫するブレンドコーヒーに似ています．エキス剤は選ぶだけですから，臨床経験がなくてもいつからでも利用可能なのです．そして薬局で購入できるものも多いので，困っている労働者に勧めることも簡単です． （新見）

むくみ

水太り・発汗過多

頭痛・めまいもある

術後・放射線照射後
のリンパ浮腫

♥【漢方ビギナー】 食前内服の意味

漢方薬は生薬の足し算です．生薬には陳皮(ミカンの皮)，山薬（ヤマイモ），生姜（ショウガ），大棗（ナツメ）など食品と共通するものも多く，食後に内服すると構成生薬のバランスが崩れる可能性があるので，食前や食間の内服が勧められています．しかしこれは建前で，食後に内服しても問題ないと僕は思っています． （新見）

88002-896 JCOPY

防已黄耆湯 ⑳

防已黄耆湯⑳は蒼朮, 防已, 黄耆による水滞解消作用
があります.

五苓散 ⑰

結果から逆算された仮想病理概念が漢方の世界です.
めまいや頭痛がなんで水毒なのかと最初は不思議です
が, 処方選択のヒントと思って利用しましょう.

柴苓湯 ⑭

柴苓湯⑭は小柴胡湯❾と五苓散⑰を合わせた漢方薬で
す. 小柴胡湯❾の抗炎症作用と五苓散⑰の水分調節作
用をもちます.

その他さまざまな訴えを支援する

♥【漢方ビギナー】 漢方薬を名乗るには

　日本で「漢方薬」と呼ばれるためには, 保険適用漢方薬
(148 種類) であるか, 一般用漢方製剤製造販売基準 (294
種類) に載っている必要があります. 保険適用漢方薬でのみ
扱われている漢方薬が 4 種類 (葛根加朮附湯, 桔梗石膏, 大
承気湯⑬, 腸癰湯) なので, 合計で 298 種類が本邦では「漢
方薬」と名乗れます.　　　　　　　　　　　　　　　　(新見)

頭痛・片頭痛

| ファーストチョイス | ━━━ |

| 高血圧・慢性頭痛 | ━━━ |

| 筋緊張性頭痛 | ━━━ |

▼【漢方ビギナー】 和漢と中医学

　漢方のルーツは中国（中医学）ですが，江戸時代に日本漢方(和漢)として独自の進歩を遂げました．そして現在に至っています．保険適用漢方薬（148 種類）を構成する生薬数は108 です．一方で中医学の基本処方数とそれを構成する生薬数はともに数百になります．また，和漢に含まれる生薬量は一般的に中医学の 1/3 から 1/10 です．　　　　　（新見）

> 頭部CT/MRによる診断が必要な時もあります．状況に応じて受診を勧めましょう．

》》》 呉茱萸湯 ㉛（＋五苓散 ⑰）

呉茱萸湯㉛はお風呂で温まると頭痛が治るタイプに効きます．片頭痛の発作時には，頓用で五苓散⑰を併用すると有効です．

》》》 釣藤散 ㊼

釣藤散㊼には釣藤鈎による血圧降下作用，中枢神経抑制作用のほか石膏と麦門冬による清熱作用があります．

》》》 葛根湯 ❶

葛根湯❶には葛根に筋弛緩作用があります．

その他さまざまな訴えを支援する

♥【漢方ビギナー】 漢方診療の意味

　古来，和漢では腹部と脈と舌の診察が行われてきました．西洋医学的診断方法が開発される前の精一杯の診察方法なのです．それらに基づいて処方選択をするという伝統を大切にする医師もいますが，古典を参考にせず現代的な立ち位置からフローチャート的に処方選択をする方法も最近は行われています．これであれば遠隔診療も可能です．　　　　（新見）

花粉症・鼻アレルギー

ファーストチョイス

慢性的な鼻症状

麻黄（まおう）を含まず
マイルド

【漢方ビギナー】 すべての生薬名が入った漢方薬

苓甘姜味辛夏仁湯(119)という漢方薬の名称は7つの構成生薬から1字ずつ取り出したものです．茯苓，甘草，乾姜，五味子，細辛，半夏，杏仁です．すべての構成生薬を名称にする漢方薬は他に，大黄甘草湯(84)，芍薬甘草湯(68)，麻黄附子細辛湯(127)，甘麦大棗湯(72)（甘草，小麦，大棗），麻杏甘石湯(55)，苓桂朮甘湯㊴などがあります．

（新見）

小青竜湯 ⓳

小青竜湯⓳を起床時に服用することで，いわゆるモーニングアタックを防ぐことができます．西洋薬のような眠気の副作用がない点も働く人に重宝です．

葛根湯加川芎辛夷 ❷

葛根湯❶に川芎と辛夷を加えたものが葛根湯加川芎辛夷❷です．ここでは辛夷が大切で，同じく辛夷を含む辛夷清肺湯⓾も利用可能です．

苓甘姜味辛夏仁湯 ⑲

苓甘姜味辛夏仁湯⑲には小青竜湯⓳の裏処方と呼ばれます．似ているが華奢向けという意味合いです．

その他さまざまな訴えを支援する

【漢方ビギナー】 生薬数最少と最大

漢方薬は生薬の足し算の叡智ですが，例外的に生薬１つで漢方を名乗ってきたものもあります．独参湯（人参のみ），将軍湯（大黄のみ），甘草湯などです．甘草湯は現在の保険適用漢方エキス剤にも含まれています．一方，構成生薬数が最大の漢方エキス剤は防風通聖散❻❷の 18 種類です． （新見）

夏バテ

多汀・倦怠感・
ほてり

水分摂りすぎ・下痢

暑熱順化の重要性

　夏バテ対策にはなにより暑熱順化が必要です．徐々に暑さ
に慣れることです．冷房が効いた快適な空間だけで仕事や生
活をしていれば暑さに弱い身体になります．暑い中，職場巡
視を行っている産業医にとっては自明のことですが，暑熱順
化が適切であれば相当の暑さにも対応可能なのです．適度の
水分補給や休憩が必要なことは当然です．　　　　（新見）

88002-896 JCOPY

清暑益気湯 ⑬⑥

清暑益気湯⑬⑥は人参，黄耆を含む参耆剤で，予防的に
使用します．

五苓散 ⑰

五苓散⑰は 4 種類の水分調節作用のある生薬と桂皮を
含みます．1 日 6 包飲んでも OK です．

その他さまざまな訴えを支援する

♥【漢方ビギナー】 暑気あたり

　熱中症はかつて，暑気あたりと呼ばれていました．昔から
熱中症に似た症状は存在し，それに対応する漢方薬もありま
した．10 種類ある参耆剤の 1 つ清暑益気湯⑬⑥が好んで使用
されます．症状が合えば，清暑益気湯⑬⑥を冬に使用しても問
題ありません．また熱中症は水のアンバランス（水毒）です
から，発症時には五苓散⑰の頓服が有効です．　　　（新見）

物忘れ

ファーストチョイス

ファーストチョイス
が胃に障る

やや高齢者

物忘れにどう対応する？

　産業医の立場から，物忘れの専門外来を勧めるポイント
は，就労に問題がある場合です．上記の漢方薬やOTCの遠
志で物忘れが短時間で軽快することは少なく，加療に時間を
要します．または物忘れの進み方が緩慢になるといったイ
メージです．ですから物忘れをしても問題ない部署に配置転
換することがリスク管理の上でも大切です．　　　　（新見）

88002-896 JCOPY

加味帰脾湯 ㊲

保険適用漢方薬で生薬の遠志を含むものは加味帰脾湯 ㊲，帰脾湯㊋，人参養栄湯⑩の３つです．遠志は物忘れの薬として，OTC でも第３類医薬品として販売されています．

帰脾湯 ㊋

加味帰脾湯㊲が胃に障る人は，帰脾湯㊋にします．帰脾湯㊋にも遠志を含みますが，柴胡と山梔子がなく胃が弱い人でも飲めることが多いです．

人参養栄湯 ⑩

人参養栄湯⑩は遠志を含む参耆剤で，かつ，フレイル（高齢者の筋力低下など）にも有効です．

その他さまざまな訴えを支援する

♥【漢方ビギナー】 併用禁忌はあるの？

　中医学には同時に使用することを禁止している生薬同士がありますが，和漢では生薬同士の配合禁忌はありません．ですから，複数の漢方薬の併用でも，禁忌とされる組合せは存在しません．西洋医学の内服薬との併用禁忌も和漢には存在しないので，安心して従業員の皆さんに漢方薬を勧めてください．　　　　　　　　　　　　　　　　　　　　　　（新見）

コラム 漢方薬を臨床でも使わない産業医として

「産業医として漢方薬を使う」という本書のコンセプトに，正直戸惑いを覚えました．産業医は基本的には治療を行わない，むしろ主治医に治療は任せ，労働に伴う健康障害を防ぐことや，快適職場を形成していくことに全力を注ぐようにと習ってきたからです．また漢方でありながら証をとらないというところにも不安を感じました．

ただ繰り返し読んでいるうちに，保健指導の場面などで，本人が軽く困っている時などには本書が役に立つこともある，という気もしてきました．たとえば軽度の不眠を訴える従業員で，でも医療機関にはかかりたくない，産業医としての判断でも受診勧奨するレベルではないという方です．そのような方の場合，睡眠改善薬などを自己判断で使っていることが多いので，生活指導をメインにして，「あくまで参考だけれどこの本にはこういう漢方薬が勧められている（p100），薬局で買えるので興味があれば」みたいな使い方です．ただこのような訴えがある人は受診勧奨，あるいは環境調整（働く時間，場所，業務内容の変更）が必要になる程度まで不眠が進行することが結構な割合であるので，私なら必ず次回の面談を実施します．そのなかで，実際に漢方薬を利用したか，また効果はどうだったかを確認するでしょう．

同様に，軽いのぼせ（p118），滋養強壮（p128）なども保健指導の一環として，本書にある漢方薬を紹介してもいいかなと感じます． （神田橋）

88002-896 JCOPY

漢方の師匠・松田邦夫先生は
産業医だった

　僕の漢方の師匠は松田邦夫先生です．東京大学医学
部卒業後は，沖中内科に所属していました．御尊父で
人間国宝の蒔絵師・松田権六翁から「いつになったら
教授になれるんだ？」と聞かれて考え，退局すること
を決めたそうです．そして当時神田にあった大手商社
の企業内診療所の医師になりました．いまでいう産業
医です．そこでは煎じ薬を使った様々な漢方薬を従業
員に処方したそうです．日本で有数の大手商社だから
こそ，福利厚生の意味合いもあって，採算度外視の最
良の漢方治療ができたのだと思っています．重役に
は，ベストセラー小説のモデルになった方もいて，政
財界の重鎮からの診療依頼もたくさんあったそうで
す．海外視察という名目で海外の支店も多数訪問した
と聞きました．やがて先生はその商社を退職し，駒込
で松田医院を開業されましたが，退職した商社の重役
とのご縁は開業後も続いたそうです．

　企業内診療所がある会社では，松田先生がかつてそ
うであったように，所属する医師が産業医を兼ねるこ
とが多いと思います．最近は企業も採算を重視し，福
利厚生の意味合いの強い企業内診療所は閉鎖される傾
向にあると耳にします．しかし，もしもまだそんなポ
ストがあれば，給与も退職金も，そして年金も保証さ
れている，すばらしい職種の1つに思えます．そんな
誰もが巡り合いたいご縁を掴むには，人とのご縁を大
切にして，自分の多方面でのスキルアップを重ねてレ
アな存在になることが必要だと思っています．

（新見）

あとがき

　Apple の創業者であるスティーブ・ジョブズが 2005 年 6 月
にスタンフォード大学の卒業式でしたスピーチを，僕はこと
あるごとに聴いています．スピーチの最初は Connecting the
Dots についてで，その最後に「Again, you can't connect the
dots looking forward ; you can only connect them looking
backwards.（将来をあらかじめ見据えて，点と点（Dots）を
つなぎあわせることなどできません．できるのは，後からつ
なぎあわせることだけです）」と語るのです．僕の解釈は「将
来を見据えて布石を打ってもおもしろくない．今興味がある
ことを一生懸命やっていると，将来それらがつながるよ」と
いう感じです．

　僕はオックスフォード大学博士課程に 5 年間の留学をして
1998 年に帰国し，その後いろいろなことに興味をもちまし
た．その 1 つが産業医でした．産業医の勉強をはじめてすぐ
に，産業医科大学で開催される 7 日間の研修コースに直感で
申し込みました．そして産業医の更新を行う必要なく，永久
に資格を保持できる労働衛生コンサルタントにも興味をもち
ました．面倒くさがり屋の僕に更新不要は魅力的だったので
す．ちょっと必死に勉強をして，2006 年 3 月に労働衛生コン
サルタント試験の合格証を手にしました．

　その後，いろいろな企業・事業所の産業医を経て，今は同
級生が院長をしているリハビリクリニックの産業医をしてい
ます．そこで働く 200 人超の労働者のかたたちの健康管理を
行い，毎月の巡視のあとには院長と語り合うことが楽しみで
す．僕たちの年齢になると同級生の何人かは他界していま

す.「次はないと思って，お互い元気なうちに語り合おう！」を合言葉に楽しい時間を過ごしています.

　オックスフォードからの帰国後を振り返ると，大学病院でセカンドオピニオンを本邦初の保険診療で始め，マスメディアに出るようになりました．そしてそのセカンドオピニオンを通じて西洋医学の限界を感じ，漢方に興味をもちました．必死に漢方の勉強をして，松田邦夫先生というすばらしい師匠に巡り合い，西洋医が漢方エキス剤を簡単に使える方法を模索して，モダン・カンポウを創り上げました.

　直感で，興味が赴くままに置いた複数の点が，今『フローチャート産業医漢方薬』としてつながりました．最初から本書を書こうと思っていろいろな布石を打ったのではありません．現時点から顧みると見事にそれらがつながったのです．そんな僕の Connecting the Dots はいろいろな方々の助け（ヘルプ）に支えられています．たくさんのことを並行していろいろ行うには，誰かに助けてもらって余白をもつことが不可欠です.

　そして偶然にも本書を手にしてくださった先生方にも，この書籍が1つの点となって他の複数の点とつながり，今はまだ想像できないようなすばらしく新しい何かが，将来起こることを，僕は心から期待しています.

　監修してくださった中村純先生，共著者の三上修先生，コラムを寄せていただいた神田橋宏治先生と中山今日子先生，そして新興医学出版社編集部の田代幸子さん，最後にいつもモダン・カンポウを支えていただいている新興医学出版社の林峰子社長に御礼を申し上げます.

2023 年夏　　　　　　　　　　　　　　　　　新見 正則

参考文献

新見正則 ……………………………………………………………

1) 松田邦夫, 稲木一元：臨床医のための漢方［基礎編］. カレントテラピー, 1987

2) 大塚敬節：大塚敬節著作集　第1巻〜第8巻 別冊. 春陽堂, 1980-1982

3) 大塚敬節, 矢数道明, 清水藤太郎：漢方診療医典. 南山堂, 1969

4) 大塚敬節：症候による漢方治療の実際. 南山堂, 1963

5) 稲木一元, 松田邦夫：ファーストチョイスの漢方薬. 南山堂, 2006

6) 大塚敬節：漢方の特質. 創元社, 1971

7) 大塚敬節：漢方と民間薬百科. 主婦の友社, 1966

8) 大塚敬節：東洋医学とともに. 創元社, 1960

9) 大塚敬節：漢方ひとすじ―五十年の治療体験から―. 日本経済新聞社, 1976

10) 松田邦夫：症例による漢方治療の実際. 創元社, 1992

11) 日本医師会編：漢方治療のABC. 日本医師会雑誌, 臨増108 (5), 1992

12) 大塚敬節：歌集杏林. 春陽堂書店, 1976

13) 三潴忠道：はじめての漢方診療十五話. 医学書院, 2005

14) 花輪壽彦：漢方診療のレッスン. 金原出版, 1995

15) 松田邦夫：巻頭言：私の漢方治療. 漢方と最新治療13 (1)：2-4, 世論時報社, 2004

16) 松田邦夫, 稲木一元：漢方治療のファーストステップ改訂2版. 南山堂, 2011

17) 清水藤太郎：薬局の漢方. 南山堂, 1963

18) 新見正則：本当に明日から使える漢方薬―7時間速習入門コース―. 新興医学出版社, 2010

19) 新見正則：西洋医がすすめる漢方. 新潮社, 2010

20) 新見正則：プライマリー・ケアのための血管疾患のはなし―

88002-896 JCOPY

漢方診療も含めて―. メディカルレビュー社, 2010

21) 新見正則:フローチャート漢方薬治療. 新興医学出版社, 2011

22) 新見正則:じゃぁ, 死にますか?―リラックス外来トーク
術―. 新興医学出版社, 2011

23) 新見正則:簡単モダン・カンポウ―効果的に勉強する, 画期
的かつまったく新しい漢方勉強メソッド―. 新興医学出版社,
2011

24) 新見正則:じゃぁ, そろそろ運動しませんか?―西洋医学と
漢方の限界に気がつきトライアスロンに挑戦した外科医の物
語―. 新興医学出版社, 2011

25) 新見正則:iPhone アプリ「フローチャート漢方薬治療」

26) 新見正則:じゃぁ, そろそろ減量しませんか?―正しい肥満
解消大作戦―. 新興医学出版社, 2012

27) 新見正則:鉄則モダン・カンポウ―モダン・カンポウのより
よい使い方の知恵を鉄則としてまとめました―. 新興医学出
版社, 2012

28) 松田邦夫, 新見正則:西洋医を志す君たちに贈る漢方講義―
魅力的な授業をするために―. 新興医学出版社, 2012

29) 新見正則:症例モダン・カンポウ―ウロウロしながら処方し
て腑に落ちました―. 新興医学出版社, 2012

30) 新見正則:飛訳モダン・カンポウ―拾い読み蕉窓雑話―. 新
興医学出版社, 2013

31) 新見正則:患者必読―医者の僕がやっとわかったこと―. 朝
日新聞出版, 2014

32) 新見正則:フローチャート漢方薬治療 2―典型例で生薬からカ
ンポウを理解する―. 新興医学出版社, 2014

33) 新見正則:3 秒でわかる漢方ルール. 新興医学出版社, 2014

34) 新見正則, 樫尾明彦:スーパー★ジェネラリストに必要なモ
ダン・カンポウ―クリニカルパール集 & 総合医の実体験―.
新興医学出版社, 2014

35) 新見正則:実践ちょいたし漢方. 日本医事新報, 4683(1), 2014

36) 新見正則:患者さんのためのフローチャート漢方薬. 新興医
学出版社, 2015

37) 新見正則：実践3秒ルール128漢方処方分析．新興医学出版社，2016

38) 新見正則，樫尾明彦：モダン・カンポウ上達チェックリスト．新興医学出版社，2016

39) 新見正則：サクサク読める漢方ビギナー処方ドリル．新興医学出版社，2016

40) 新見正則：ボケずに元気に80歳！―名医が明かすその秘訣―．新潮文庫，2017

41) 新見正則：論文からひもとく外科漢方．日本医事新報社，2017

42) 新見正則，岡部朋子：メディカルヨガ―誰でもできる基本のポーズ―．新興医学出版社，2017

43) 坂﨑弘美，新見正則：フローチャートこども漢方薬―びっくり・おいしい飲ませ方―．新興医学出版社，2017

44) 新見正則：フローチャートがん漢方薬―サポート医療・副作用軽減・緩和に！―．新興医学出版社，2017

45) 新見正則：イグノーベル的バランス思考―極・健康力―．新興医学出版社，2017

46) 新見正則：フローチャート高齢者漢方薬―フレイルこそ漢方のターゲット―．新興医学出版社，2017

47) 新見正則，千福貞博，坂﨑弘美：漢方♥外来ナンパ術．新興医学出版社，2017

48) 新見正則，チータム倫代：フローチャート皮膚科漢方薬―いつもの治療にプラスするだけ―．新興医学出版社，2018

49) 新見正則，古郡規雄：フローチャートメンタル漢方薬―臨床精神薬理学の第一人者が教えます！―新興医学出版社，2019

50) 新見正則，千福貞博，坂﨑弘美：漢方♥外来―先生，儲かりまっか？―．新興医学出版社，2019

51) 新見正則，鈴木美香：フローチャート女性漢方薬―とくに女性には効果バツグン！―新興医学出版社，2019

52) 新見正則，棚田大輔：フローチャートいたみ漢方薬―ペインと緩和にさらなる一手―．新興医学出版社，2019

53) 新見正則，千福貞博，坂﨑弘美：スターのプレゼン―極意を伝授！―．新興医学出版社，2020

88002-896 JCOPY

54) 新見正則，中永士師明：フローチャート救急漢方薬—リアル救急でも使える！—．新興医学出版社，2020

55) 新見正則，中山今日子：フローチャート薬局漢方薬—薬剤師・登録販売者専用！—．新興医学出版社，2020

56) 新見正則：コロナで死ぬな！開業医．新興医学出版社，2020

57) 新見正則：抗がんエビデンスを得た生薬フアイア—各種がん・免疫疾患に科学的根拠が続々登場—．新興医学出版社，2021

58) 新見正則：神経疾患の難病・難症に使える漢方．BRAIN and NERVE，73（12）：1371-1376，2021

59) 新見正則，田村朋子：フローチャート糖尿病漢方薬—漢方でインスリンは出ません！—．新興医学出版社，2022

60) 新見正則，和田健太朗：フローチャート慢性腎臓病漢方薬—CKD の多様な症状や訴えに！—．新興医学出版社，2022

61) 髙尾昌樹監修，新見正則，和田健太朗著：フローチャートコロナ後遺症漢方薬—あなたも今日から診療できる！—．新興医学出版社，2022

62) 日本転倒予防学会監修，武藤芳照，萩野　浩，三上容司，竹下克志編：高年齢労働者のための転倒・転落事故防止マニュアル．新興医学出版社，2023

63) 武藤芳照監修，新見正則，冨澤英明著：フローチャート整形外科漢方薬—西洋医学にプラスするだけ—．新興医学出版社，2023

64) 新見正則：しあわせの見つけ方—予測不能な時代を生きる愛しき娘に贈る書簡 32 通—．新興医学出版社，2023

三上　修 ……………………………………………………………

1) 中野　哲，森　博美：実践漢方ガイド．医学書院，2010

2) 花輪壽彦編：漢方処方ハンドブック．医学書院，2019

3) 田中耕一郎編著：生薬と漢方薬の事典．日本文芸社，2020

4) 秋葉哲生：漢方製剤　応用自在のユニット処方解説．ライフ・サイエンス，2017

5) 大澤　稔編著：よく出る漢方薬 ABC．Rp.＋レシピプラス，16（2），南山堂，2017

6) 井齋偉矢：147処方を味方にする漢方見ひらき整理帳．南山堂，2018

7) 川添和義：図解漢方処方のトリセツ第2版．じほう，2021

8) 宮内倫也：ジェネラリストのための"メンタル漢方"入門第2版．日本医事新報社，2019

9) 日本東洋医学会：構造化抄録および構造化抄録作成論文リスト（http://www.jsom.or.jp/medical/ebm/er/index.html）

10) 寺澤捷年，喜多敏明，関矢信康編：EBM漢方第2版．医歯薬出版，2007

11) 元雄良治監修，新井一郎著：漢方薬のストロング・エビデンス．じほう，2018

12) 川島恵美，山田洋太：産業医はじめの一歩．羊土社，2019

13) 田中克俊：勤労者のこころのケア．日本医師会雑誌，150 (6)：992-996, 2021

14) 荒木葉子，市川佳居編著：働く女性のヘルスケアガイド．金剛出版，2022

15) 厚生労働省：労働者の心身の状態に関する情報の適正な取扱いのために事業者が講ずべき措置に関する指針（https://www.mhlw.go.jp/content/000922318.pdf）

88002-896

索　引

88002-896 JCOPY

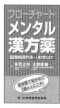
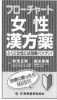

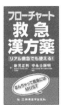
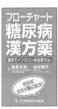
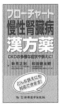
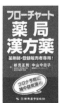

【著者略歴】

新見　正則　Masanori Niimi, MD, DPhil, FACS

1985 年	慶應義塾大学医学部卒業
1993 年〜1998 年	英国オックスフォード大学医学部博士課程留学
	移植免疫学で Doctor of Philosophy（DPhil）取得
1998 年〜	帝京大学医学部に勤務
2002 年	帝京大学医学部博士課程指導教授（外科学，移植免疫学，東洋医学）
2013 年	イグノーベル医学賞
2020 年	新見正則医院開設

専　門　消化器外科，血管外科，移植免疫学，日本東洋医学会指導医・専門医，労働衛生コンサルタント，日本スポーツ協会公認スポーツドクター，セカンドオピニオンのパイオニアとしてテレビ出演多数．漢方医学は松田邦夫先生（東大 S29 年卒）に学ぶ．
趣　味　トライアスロン，中国語，愛犬ビジョンフリーゼ

三上　　修　Osamu Mikami, MD, PhD

1982 年	関西医科大学卒業
1999 年	アストラゼネカ株式会社 第1腫瘍領域部長 兼 医薬推進部腫瘍領域部長
2008 年	日本 GE 株式会社 Regional Medical Director, Head of Medical Center, 統括産業医（GE グループ会社数社と産業医契約）
2013 年	浜松町メディカルクリニック院長
2015 年	アッヴィ合同会社メディカルアフェアーズ統括部長（医学統括本部）兼 産業医
2022 年	DMC 新宿クリニック 院長

©2023　　　　　　　　　　　　　　　　　　　第 1 版発行　2023 年 11 月 20 日

フローチャート産業医漢方薬 主治医の邪魔はしません	（定価はカバーに表示してあります）	
	著者	新見正則・三上　修
検印省略	発行者	林　　峰　子
	発行所	株式会社 新興医学出版社
		〒113-0033　東京都文京区本郷6丁目26番8号
		電話　03(3816)2853　　FAX　03(3816)2895

印刷　三報社印刷株式会社　　　ISBN978-4-88002-896-5　　　郵便振替　00120-8-191625